Karin Schleider · Ellena Huse

Problemfelder und Methoden der Beratung
in der Gesundheitspädagogik

Karin Schleider
Ellena Huse

Problemfelder und Methoden der Beratung in der Gesundheitspädagogik

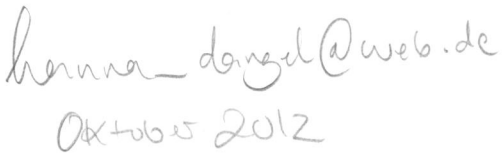

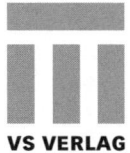

Bibliografische Information der Deutschen Nationalbibliothek
Die Deutsche Nationalbibliothek verzeichnet diese Publikation in der
Deutschen Nationalbibliografie; detaillierte bibliografische Daten sind im Internet über
<http://dnb.d-nb.de> abrufbar.

1. Auflage 2011

Alle Rechte vorbehalten
© VS Verlag für Sozialwissenschaften | Springer Fachmedien Wiesbaden GmbH 2011

Lektorat: Stefanie Laux

VS Verlag für Sozialwissenschaften ist eine Marke von Springer Fachmedien.
Springer Fachmedien ist Teil der Fachverlagsgruppe Springer Science+Business Media.
www.vs-verlag.de

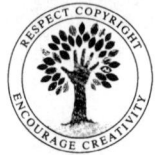

Das Werk einschließlich aller seiner Teile ist urheberrechtlich geschützt. Jede Verwertung außerhalb der engen Grenzen des Urheberrechtsgesetzes ist ohne Zustimmung des Verlags unzulässig und strafbar. Das gilt insbesondere für Vervielfältigungen, Übersetzungen, Mikroverfilmungen und die Einspeicherung und Verarbeitung in elektronischen Systemen.

Die Wiedergabe von Gebrauchsnamen, Handelsnamen, Warenbezeichnungen usw. in diesem Werk berechtigt auch ohne besondere Kennzeichnung nicht zu der Annahme, dass solche Namen im Sinne der Warenzeichen- und Markenschutz-Gesetzgebung als frei zu betrachten wären und daher von jedermann benutzt werden dürften.

Umschlaggestaltung: KünkelLopka Medienentwicklung, Heidelberg
Druck und buchbinderische Verarbeitung: Ten Brink, Meppel
Gedruckt auf säurefreiem und chlorfrei gebleichtem Papier
Printed in the Netherlands

ISBN 978-3-531-16859-3

Inhalt

Dank 7

Vorwort 9

Einführung: Die Bedeutung der Beratung in der
Gesundheitspädagogik und Gesundheitsförderung 11

1   **Theoretische Grundlagen** 15
1.1   Theoretische Ansätze der Gesundheitswissenschaften 15
1.1.1 Das Modell der psychosozialen Krankheitsätiologie 16
1.1.2 Das Modell der Salutogenese 20
1.1.3 Das Transtheoretische Modell der Verhaltensänderung. 23
1.1.4 Das sozial-kognitive Prozessmodell gesundheitlichen Handelns . . . 28
1.2   Theoretische Ansätze der Beratung 30
1.2.1 Psychoanalytisch bzw. tiefenpsychologisch orientierte Beratung. . . 30
1.2.2 Verhaltensorientierte Beratungsansätze. 36
1.2.3 Personzentrierte Ansätze der Beratung 42
1.2.4 Systemische Ansätze der Beratung 48
1.2.5 Lösungs- und ressourcenorientierte Ansätze der Beratung 55
1.3   Ein integratives, handlungstheoretisch fundiertes
       Metamodell zur Beratung in gesundheitsbezogenen Kontexten 63

2   **Basiskompetenzen in der gesundheitsbezogenen
       Beratungsarbeit** 67
2.1   Basiskompetenzen der Gesundheitsberatung 67
2.2   Motivational Interviewing 73
2.3   Kooperation in professionellen Netzwerken der
       gesundheitlichen wie psychosozialen Versorgung. 78
2.4   Übungsbeispiele. 85

3   **Methoden der Diagnostik, Evaluation und Pädagogischen
       Qualitätssicherung in der gesundheitsbezogenen
       Beratungsarbeit** 87
3.1   Methoden der Diagnostik in der Beratungsarbeit 87
3.2   Evaluation und Qualitätssicherung in der Beratungsarbeit 93

3.3	Methoden Pädagogischer Qualitätssicherung in der Beratungsarbeit	96
3.4	Übungsbeispiele	100

4 Adressaten und Settings der gesundheitspädagogischen Beratung 103
4.1 Adressaten gesundheitspädagogischer Beratung 103
4.1.1 Gesunde Menschen (Primär- und Sekundärprävention) 104
4.1.2 Menschen mit psychischen Störungen oder körperlichen Krankheiten (Tertiärprävention) 104
4.1.3 Kinder und Jugendliche 107
4.1.4 Menschen in höherem Lebensalter 109
4.1.5 Männer und Frauen 111
4.1.6 Menschen mit Migrationshintergrund 115
4.1.7 Gesellschaftlich marginalisierte Menschen 118
4.2 Ausgewählte Settings gesundheitspädagogischer Beratung 120
4.2.1 Beratungsstellen 121
4.2.2 Betriebe, Behörden, Organisationen 123
4.2.3 Schulen 124
4.2.4 Kliniken 127
4.3 Übungsbeispiele 127

5 Spezifische Handlungsfelder in der gesundheitspädagogischen Beratung 129

6 Rechtliche Grundlagen der Beratung 133
6.1 Schweigepflicht 133
6.2 Rechte der KlientInnen 134
6.3 Beratung von Kindern und Jugendlichen 135
6.4 Beratung als vertragsrechtliche Dienstleistung 136
6.5 Übungsbeispiele 137

Nachwort 139

Literatur 141

Kontakte 157

Autorinnen 159

Dank

Besonderer Dank geht an unsere Kolleginnen Frau Dr. Marion Güntert, Frau Dipl.-Psych. Christa Pötter und Frau Dr. Gisela Wolf für ihre wertvollen fachlichen Anregungen und Ergänzungen sowie das sorgfältige Redigieren des Textes. Wir danken auch Frau Dipl.-Psych. Vera Rahner für das gründliche Redigieren des Textes und Frau Valeria Pace für die Unterstützung in der Datenbankpflege. Weiter gilt unser Dank auch Herrn Daniel Ott für seine sehr hilfreichen fachlichen Anregungen. Den Studierenden des ersten Semesters der ersten Kohorte des neuen MA Gesundheitspädagogik an der PH Freiburg sei herzlich gedankt für die anregenden und kritischen Diskurse zu wesentlichen Inhalten des Buches. Unser Dank gilt schließlich auch Herrn RA Florian Braune für die im Rahmen eines Gastvortrages erhaltenen Anregungen zu den rechtlichen Grundlagen der Beratung.

Vorwort

Für die Entstehung dieses Lehrwerkes waren verschiedene Bedingungen relevant, die zum besseren Verständnis vorab benannt werden sollten:
- Grundsätzlich hat in den letzten Jahrzehnten die Bedeutung von „Prävention und Gesundheitsförderung" national und international weiter zugenommen, was sich in den entsprechenden gesetzlichen Rahmenbedingungen der WHO wie der EU niedergeschlagen hat. Damit ist auch der Bedarf an qualifiziertem akademischem Fachpersonal in diesem wachsenden Arbeitsfeld gestiegen.
- Die Bologna-Reform mit ihrer modularisierten Studienstruktur, in der die Vermittlung von Fachkompetenzen im Vordergrund steht sowie der politische Wille und die Notwendigkeit zur Erhöhung des Akademisierungsgrades der Bevölkerung, sind ebenfalls bedeutsam.
- Darüber hinaus war aufgrund der Verringerung der gymnasialen Schulzeit ein doppelter Abiturjahrgang von den Hochschulen aufzunehmen, was Anlass gab, die Entwicklung neuer BA-Studiengänge finanziell zu fördern.
- Nicht zuletzt konnte an der Pädagogischen Hochschule Freiburg auf die wertvollen Erfahrungen im Studienschwerpunkt „Gesundheitspädagogik" des früheren Studiengangs Diplompädagogik zurückgegriffen werden, der über viele Jahre sehr erfolgreich angeboten wurde.

Vor diesem Hintergrund haben KollegInnen der PH Freiburg, die für die Bereiche Humanbiologie, Ernährungs- und Sportwissenschaft sowie Klinische und Gesundheitspsychologie verantwortlich sind, die Gunst der Stunde genutzt, sich auf Augenhöhe am runden Tisch zusammengefunden und zunächst den BA „Gesundheitspädagogik" entwickelt; darauf aufbauend – mit zusätzlicher personeller Unterstützung – entstand dann der konsekutive MA „Gesundheitspädagogik". Als einer der zentralen Querschnittkompetenzbereiche wurden dabei auch „Methoden der Beratung und Intervention" modular verankert.

Das Lehrwerk richtet sich somit an Studierende aus Studiengängen im Bereich „Prävention und Gesundheitsförderung". Dabei wird für den Kompetenzbereich „Beraten und Intervenieren" nicht nur das relevante Fachwissen vermittelt, vielmehr können anhand zahlreicher Übungsaufgaben die erforderlichen praxisbezogenen Fertigkeiten eingeübt werden.

Da im ersten Teil des Werkes die allgemeinen Grundlagen der psychosozialen wie der gesundheitsbezogenen Beratung dargelegt sind und zudem in vielen einschlägigen Studiengängen der Bereich „Prävention und Gesundheitsförderung" als Studienbereich subsummiert ist, kann das Lehrwerk auch in allen erziehungswissenschaftlichen oder psychologischen Studiengängen eingesetzt werden, in denen Beratungskompetenzen zu vermitteln sind.

Einführung:
Die Bedeutung der Beratung in der Gesundheitspädagogik und Gesundheitsförderung

In den Gesundheitswissenschaften hat sich in der zweiten Hälfte des vergangenen Jahrhunderts die bio-psycho-soziale Sichtweise der Krankheitsentstehung und -aufrechterhaltung gegenüber rein biomedizinischen Modellen durchgesetzt. Diese betont insbesondere auch präventive, gesundheitserhaltende Ansätze, wie z.b. im unten ausführlich dargestellten Modell der Salutogenese (Antonovsky 1979). Mit der 1986 verabschiedeten Ottawa-Charta der WHO wurde schließlich die Gesundheitsförderung als gesellschaftliche Aufgabe festgeschrieben, die „allen Menschen ein höheres Maß an Selbstbestimmung über ihre Gesundheit ermöglicht und sie damit zur Stärkung ihrer Gesundheit befähigt" (WHO 1987). Neben Methoden der Verhältnisprävention, also des Schaffens gesundheitsförderlicher Lebenswelten auf gesellschaftlicher Ebene, liegt ein zweiter Schwerpunkt auf der individuellen Ebene, also auf der Verhaltensprävention mit der Zielrichtung des „Empowerment" (Feste & Anderson 1995). Darunter wird die Befähigung eines jeden Menschen verstanden, seine persönlichen gesundheitsbezogenen Kompetenzen zu entwickeln. Die Gesundheitsförderung auf der Ebene der Verhaltensprävention ist mittlerweile primär auf individuelle Ansätze zugeschnitten, nachdem breit angelegte Konzepte der Abschreckung (z.B. in der Drogenprävention) sich oft als wenig hilfreich erwiesen haben (Rust 1984, Weber-Hagedorn 1987), besonders dann, wenn es nicht gelingt, bei den Einzelnen eine subjektive Bedrohung für sich selbst abzuleiten wie auch eine positive Veränderungserwartung herzustellen (diese Zusammenhänge werden in den sogenannten „Furchtappelltheorien" beschrieben, vgl. Lippke & Renneberg 2006). Furchtauslösende Appelle können nämlich, wenn keine ausreichende Bewältigungskompetenz wahrgenommen wird, eher zu einer kognitiven Abwehr der Bedrohung („Reaktanz") führen. Hier spielen also individuelle Ansätze eine tragende Rolle, und die Entwicklung persönlicher Kompetenzen in der Gesundheitsförderung sowie in der Gesundheitsbildung ist eine Aufgabe, die sich im letzten Jahrzehnt, auch durch die Entwicklung neuer Studiengänge, immer mehr im pädagogischen Bereich angesiedelt hat (z.B. der Studiengang „Gesundheitspädagogik" an der Pädagogischen Hochschule (PH) Freiburg (vgl. Nicolaus et al. 2009).

Einführung

Im Zuge der Entwicklung des Bachelor-Studiengangs „Gesundheitspädagogik" an der PH Freiburg wurde eine Studie durchgeführt, in der 39 bundesweit tätige Institutionen der Gesundheitsförderung sowie 22 Kinder- und Jugendlichen-Rehabilitationskliniken befragt wurden, welche Tätigkeitsfelder sie für AbsolventInnen der Gesundheitspädagogik sehen würden und welche Kompetenzen sie von dieser Berufsgruppe erwarten würden (Huse & Schleider 2010). Am häufigsten wurde von den Interview-PartnerInnen „Beratung" als Tätigkeitsfeld genannt, gefolgt von „Leitung gesundheitsfördernder Projekte" und „Durchführen von gesundheitsfördernden Maßnahmen". Bei den von dieser Berufsgruppe erwarteten Kompetenzen stand „fachspezifisches Wissen" an erster Stelle, gefolgt von „Moderationskompetenz" und „Beratungskompetenz". Die Studie macht deutlich, dass für AbsolventInnen der neuen Studiengänge im pädagogisch-gesellschaftlichen Bereich der Gesundheitsförderung die Beratung ein sehr wichtiges Aufgabengebiet darstellt, was letztlich den Ausschlag gab, zur Thematik der Beratungstechniken ein auf diese spezielle Berufsgruppe zugeschnittenes Lehrwerk zu verfassen.

Die Professionen der Beratungspsychologie bzw. der Pädagogischen Beratung unterscheiden meist unterschiedliche Beratungstraditionen (s. Kap. 1.2), unterschiedliche Adressatengruppen (s. Kap. 4.1) sowie unterschiedliche Settings (s. Kap. 4.2). Zu den speziellen Settings gehört auch die „Gesundheitsberatung". Dieser Begriff trägt zunächst der Tatsache Rechnung, dass eine Veränderung gesundheitsrelevanter Verhaltensweisen nicht allein über Wissensvermittlung bzw. Aufklärung zu erreichen ist, sondern dass Menschen hierzu unter Berücksichtigung ihrer individuellen Lebenssituationen, Motive und Möglichkeiten unterstützt werden müssen (Faltermaier 2007). Die wesentlichen Ziele der Gesundheitsberatung, also der Beratung zu Gesundheitsthemen und bei Gesundheitsproblemen, liegen darin (Domsch & Lohaus 2009):

- die Selbstbestimmung des Menschen zu stärken (wofür er Informationen benötigt),
- die Partizipation des Menschen zu stärken (Einbindung in Therapieentscheidungen, aber auch politische Einflussnahme),
- die soziale Ungleichheit im Hinblick auf das Gesundheitsrisiko zu verringern und
- potenzielle Risiken zu reduzieren (häufig also das aktuelle Verhalten bzw. zunächst die zugrundeliegenden Einstellungen zu verändern).

In der Gesundheitsberatung werden neben der klientenzentrierten Grundhaltung insbesondere der ressourcenorientierte Ansatz favorisiert (Domsch & Lohaus 2009) sowie verhaltensorientierte, systemische, biographische und lebensweltorientierte Ansätze (Faltermaier 2007). Hier soll darüber hinaus auch noch die Technik des Motivational Interviewing als wichtige Methode der Motivation zur Verhaltensänderung dargestellt werden (s. Kap. 2.2). Dabei handelt es sich um einen sehr praxisnahen Ansatz, der sich theoretisch auf ein gut etabliertes Gesundheitsmodell (Transtheoretisches Modell der Verhaltensänderung, s. Kap. 1.1.3) bezieht und daher gewissermaßen ein Bindeglied zwischen den Beratungs- und den Gesundheitstheorien darstellt.

In dem hier vorliegenden Buch liegt der Schwerpunkt auf den Techniken der Beratung (also *Wie* führt man professionelle Beratung durch), nicht auf den Inhalten der Beratung in der Gesundheitspädagogik, denn diese können sich grundsätzlich auf jedes Thema beziehen, welches ein Studieninhalt des Faches Gesundheitspädagogik bzw. Gesundheitsförderung darstellt.

1 Theoretische Grundlagen

1.1 Theoretische Ansätze der Gesundheitswissenschaften

Das Ziel der Beratung in der Gesundheitspädagogik stellt in der Regel die Veränderung von Verhaltensweisen in dem Sinne dar, dass ein (meist bereits etabliertes bzw. gewohntes) ungesundes Verhalten durch ein gesundes ersetzt werden soll. Bevor man sich als interessierte(r) LeserIn mit den Traditionen und Techniken der Beratung befasst, die aus völlig unterschiedlichen Kontexten stammen, ist es also zunächst von Bedeutung, sich damit auseinanderzusetzen, warum sich Menschen manchmal gesund und manchmal – trotz besseren Wissens – weniger gesund verhalten. Hierzu bieten verschiedene Ansätze aus den Gesundheitswissenschaften wichtige Modelle. Erst wenn man verstanden hat, unter welchen Bedingungen beabsichtigte Verhaltensänderungen überhaupt eine Chance auf Umsetzung haben, kann man sich der Auswahl spezieller, passender Techniken zuwenden. Aus diesem Grund werden den Beratungstechniken (Kap. 1.2) zunächst die Ansätze der Gesundheitswissenschaften vorangestellt.

Die Gesundheitspsychologie und die Gesundheitswissenschaften stehen in der Tradition der bio-psycho-sozialen Sichtweise von Krankheitsätiologie (Engel 1977), die biologische (genetische Disposition, Viren, Bakterien, Verletzungen etc.), psychische (Verhalten, Kognitionen, Stresserleben, Bewältigungsmechanismen etc.) sowie soziale Faktoren (sozioökonomischer Status, Arbeitsverhältnis, ethnische Zugehörigkeit etc.) nebeneinanderstellt. Diese Sichtweise hat die klassische biomedizinische Modellvorstellung der Krankheitsentstehung abgelöst und findet sich sehr elaboriert z.B. in dem „Modell der psychosozialen Krankheitsätiologie" (Adler & Matthews 1994), s. Kapitel 1.1.1. Dem Individuum kommt damit auch eine deutlich aktivere Rolle zu, der Mensch kann selbst Einfluss auf Krankheit und Gesundheit nehmen. Ein weiterer Meilenstein in der Entwicklung der theoretischen Vorstellungen von Gesundheit und Krankheit war die Formulierung des Salutogenesemodells (Antonovsky 1979), das neben den pathogenen insbesondere auch die salutogenen Faktoren von Gesundheit und Krankheit berücksichtigt (s. Kap. 1.1.2). Neben den Risikofaktoren der Krankheitsätiologie werden hier also auch Schutzfaktoren berücksichtigt, die erst die Vermeidung von Krankheit, also Prävention, ermöglichen. Beide Modelle sollen hier als theoretische Grundlage dargestellt werden.

1 Theoretische Grundlagen

In den letzten drei Dekaden wurden einige sehr interessante und elaborierte Modelle des Gesundheitsverhaltens entwickelt, die zu erklären versuchen, warum ein Risikoverhalten (wie z.B. das Rauchen) ausgeübt, aufrechterhalten oder beendet wird oder warum ein Schutzverhalten (wie z.B. gesunde Bewegung) nicht ausgeübt wird. Diese Modelle beschreiben, entweder statisch oder in Phasen bzw. Stufen, kognitive und affektive Zustände, die sich positiv oder negativ auf die Wahrscheinlichkeit von Verhaltensänderungen auswirken. Auch die Gesundheitsberatung hat zum Ziel, KlientInnen in Verhaltensänderungen zu unterstützen. Die Modelle zum Gesundheitsverhalten können den Beratenden sehr hilfreich sein, die Motivationen und Intentionen der KlientInnen besser zu verstehen und somit passgenauer beraten zu können. Es existieren mittlerweile mehrere theoretisch plausible und meist auch empirisch hinreichend abgesicherte Modelle des Gesundheitsverhaltens, die hier aber nicht alle vollständig dargestellt werden können. Gute Übersichten hierzu finden sich in den gesundheitspsychologischen Lehrbüchern (z.B. Faltermaier 2005, Knoll et al. 2005, Renneberg & Hammelstein 2006). Wir möchten uns hier auf die Darstellung zweier Modelle beschränken, nämlich erstens das „Transtheoretische Modell der Verhaltensänderung" (Prochaska & DiClemente 1982) in Kapitel 1.1.3, welches eine hohe Handlungsrelevanz besitzt, da aus ihm auch ein sehr konkretes, praxisorientiertes Interventionsmodell zur Veränderung von gesundheitlichem Risikoverhalten abgeleitet wurde (s. Kap. 2.2 „Motivational Interviewing"), und zweitens das ebenfalls empirisch gut abgesicherte „Sozialkognitive Prozessmodell gesundheitlichen Handelns" eines deutschen Autors (Schwarzer 2004), welches diverse Vorgängermodelle vereint und damit viele Befunde der gesundheitspsychologischen Forschung bis in die 1990er Jahre zusammenfasst (s. Kap. 1.1.4).

1.1.1 Das Modell der psychosozialen Krankheitsätiologie

Zusammenfassung
Das Modell der psychosozialen Krankheitsätiologie von Adler & Matthews (1994) stammt aus der Risikofaktorenforschung. Es berücksichtigt bei der Entstehung von organischen Krankheiten sowohl soziale Umgebungsfaktoren als auch individuelle Dispositionen, die über die Vermittlung von gesundheitsbezogenen Verhaltensweisen und psychophysiologischen Faktoren das Entstehen von Krankheiten beeinflussen.

Auf der Basis des in den 1970er Jahren entwickelten bio-psycho-sozialen Verständnisses von Krankheitsätiologien (vgl. Engel 1977) wurden verschiedene sowohl störungsspezifische als auch störungsübergreifende Modelle entwickelt. Hier soll exemplarisch das Modell der psychosozialen Krankheitsätiologie von Nancy Adler und Karen Matthews (1994) vorgestellt werden, da es sich hierbei um ein störungsübergreifendes Modell handelt. Die Autorinnen haben in einem Review, vorwiegend auf Langzeitstudien basierend, die relevantesten Risikofaktoren zusammengetragen, welche die Ursachen (vorwiegend) organischer Krankheiten erklären. Es handelt sich damit um einen präventiven Ansatz.

Die Entstehung von Krankheiten erklärt sich hiernach aus folgenden wesentlichen Faktoren und deren Wechselwirkungen, die im Folgenden noch präzisiert werden.

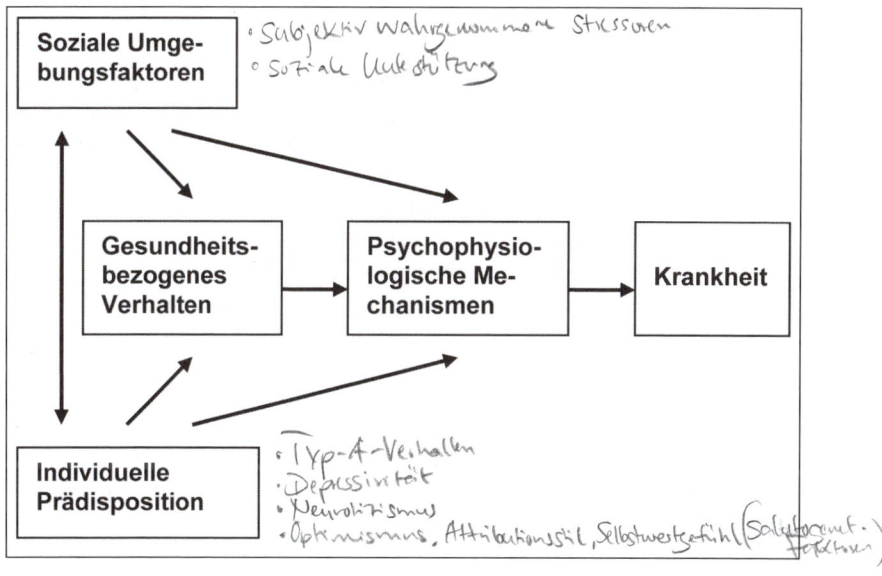

Abbildung 1: Das Modell der psychosozialen Krankheitsätiologie nach Adler & Matthews (1994), Übersetzung ins Deutsche von den Autorinnen

(1) Unter den *sozialen Umgebungsfaktoren* sind zwei Aspekte von besonderer Bedeutung:
- subjektiv wahrgenommene Stressoren (z.B. kritische Lebensereignisse, Arbeitsbelastung durch hohe Anforderungen bzw. geringe Kontrolle), für die insbesondere ein Einfluss auf die Entwicklung kardiovaskulärer und infek-

1 Theoretische Grundlagen

tiöser Krankheiten sowie den Verlauf der Schwangerschaft nachgewiesen werden konnte, und
- die soziale Unterstützung, gemessen am Grad der sozialen Isolation, der Anzahl von relevanten Bezugspersonen und der sozialen Integration (z.B. Einbindung in Vereine, kirchliche oder andere Organisationen).

(2) Als Faktoren der *individuellen Disposition* werden insbesondere verschiedene Persönlichkeitseigenschaften diskutiert, nämlich:
- Typ-A-Verhalten und Feindseligkeit,
- Depressivität,
- Neurotizismus und
- Optimismus, Attributionsstil und Selbstwertgefühl.

Das auf empirischen Daten beruhende Konzept des *Typ-A-Verhaltens* (Friedman & Rosenman 1974) beschreibt als wesentliche Risikofaktoren für koronare Herzerkrankungen die (überdauernden) Persönlichkeitseigenschaften exzessiver Antrieb, Aggressivität und Ehrgeiz, Wettbewerbs- und Konkurrenzverhalten, das ausgeprägte Gefühl für Zeitnot und stetige Wachsamkeit (Langosch 1989). Das über viele Jahre sehr populäre Konzept wurde bei insgesamt uneinheitlicher Datenlage für das Gesamtkonzept (Myrtek 2001) inzwischen allerdings etwas differenziert, mittlerweile werden insbesondere Ärger und *Feindseligkeit* als wesentliche Faktoren angesehen (Carmelli & Swan 1996).

Depressivität wird von Adler und Matthews (1994) als robuster Prädiktor für koronare Erkrankungen, nämlich Bluthochdruck, Herzinfarkt und Herztod angesehen.

Das persönlichkeitspsychologische Konstrukt des *Neurotizismus* (Eysenck 1952b) meint die emotionale Stabilität, Beharrlichkeit und Zielgerichtetheit einer Person. Adler & Matthews (1994) berichten von mehreren Studien, die belegen, dass Menschen mit erhöhtem Neurotizismus mehr subjektiven Stress und auch eine größere Anzahl körperlicher Symptome berichten. Sie merken allerdings auch an, dass sich nicht klar trennen lässt, ob Neurotizismus als direkter Risikofaktor, als Moderatorvariable, die das subjektive Erleben von Stress negativ beeinflusst, oder vielmehr als Störvariable aufgefasst wird, da das wahrgenommene Ausmaß von Kranksein wiederum den Verlauf einer Krankheit beeinflusst.

Neben den Risikofaktoren beziehen Adler & Matthews (1994) auch salutogenetische Faktoren mit ein. Sie referieren Studien, welche einen positiven prädiktiven Effekt von *Optimismus* bzw. eines *optimistischen Attributionsstils* und eines guten *Selbstwertgefühls* auf die psychische und infolgedessen auch auf die körperliche Gesundheit attestieren. Während der Optimismus eher über den Weg der Moderation des subjektiven Erlebens von Stress zu wirken scheint, beeinflusst das Selbstwertgefühl eher gesundheitsbezogenes Verhalten.

(3) Die *gesundheitsbezogenen Verhaltensweisen* konstituieren den (indirekten) Weg der Umsetzung der Umgebungs- und Dispositionsfaktoren in physiologische und Krankheitsrisiken. So verhindert z.b. Stress die Umsetzung gesundheitsfördernder Verhaltensweisen. Andererseits werden ungünstige Verhaltensweisen wie z.b. Rauchen unter Stress als Bewältigungsverhalten häufiger eingesetzt. Soziale Unterstützung wirkt zum einen direkt dem Empfinden von Stress entgegen und kann zum anderen aber auch die Umsetzung gesundheitsfördernden Verhaltens unterstützen. Menschen mit ungünstigen Prädispositionen wie z.b. Feindseligkeit oder Depressivität zeigen zudem häufiger gesundheitsschädliches Verhalten wie Rauchen (Hampson et al. 2007, McCaffery et al. 2008) oder Alkoholkonsum (Harrell et al. 2009, Whiteman et al. 1997). Andere gesundheitsrelevante Verhaltensweisen betreffen z.B. den Gebrauch von Kondomen zur Verhütung einer HIV-Infektion, das Essverhalten zur Prävention von Hypercholesterinämie oder risikoarmes Verhalten zur Prävention von Verletzungen.

(4) Die *psychophysiologischen Mechanismen* schließlich, die von allen drei vorgenannten Faktoren beeinflusst werden, wurden in den vergangenen Jahren sehr intensiv untersucht. Von den Autorinnen werden insbesondere die kardiovaskuläre Antwort auf Stressoren sowie psychoneuroimmunologische Zusammenhänge beleuchtet (Adler & Matthews 1994), für die viele gesicherte Befunde vorliegen. Die Darstellung der exakten physiologischen Zusammenhänge würde im pädagogischen Kontext dieses Buches allerdings zu weit führen.

Zusammenfassend lässt sich sagen, dass die psychophysiologischen Zusammenhänge zwar nicht so einfach sind wie lange Zeit vermutet, dass inzwischen aber recht klar beschrieben wird, wie das Wirksamwerden von Risikofaktoren entweder in der Umgebung oder als Disposition in der Person selbst die Entstehung von Krankheiten begünstigt, nämlich vermittelt häufig über ungünstige Verhaltensweisen und umgesetzt über eine Veränderung der physiologischen Reaktion. Das große Verdienst des Modells der psychosozialen Krankheitsätiologie von Adler und Matthews (1994) liegt darin, dass es streng auf empirischen Daten basiert und die Lücke zwischen den psychosozialen Faktoren und der (somatischen) Krankheitsentstehung füllt.

1 Theoretische Grundlagen

1.1.2 Das Modell der Salutogenese

Zusammenfassung
Das Modell der Salutogenese von Antonovsky (1979) richtet den Blickwinkel nicht auf die Entstehung von Krankheiten, sondern darauf, was Menschen gesund erhält. Jeder Mensch wird dabei auf einem Kontinuum zwischen Gesundheit und Krankheit eingeordnet und besitzt folglich immer gesunde, aber auch kranke Anteile. Eine wesentliche Komponente des Modells der Salutogenese besteht im Kohärenzgefühl, einer globalen Orientierung, welche sich aus der subjektiven Verstehbarkeit, der Handhabbarkeit und der Bedeutsamkeit von Reizen zusammensetzt. Antonovsky postuliert generalisierte Schutzfaktoren auf der personalen, familiären, sozialen und kulturellen Ebene, die Menschen dazu befähigen, Stressoren mehr oder weniger erfolgreich zu bewältigen.

Allen gängigen Modellen der modernen Industriegesellschaften zur Krankheitsätiologie, seien sie biomedizinisch oder bio-psycho-sozial ausgerichtet, unterliegt eine krankheitsfokussierende Sichtweise (Faltermaier 2005), d.h., erst nach der Diagnose einer Krankheit rückt der Mensch in den Blick des Gesundheitssystems. Diese Perspektive wurde von dem Stressforscher und Gesundheitssoziologen Aaron Antonovsky insofern kritisiert, als Krankheit bei immerhin ca. einem Drittel der Bevölkerung auftritt. Einen weiteren Anstoß zu seinen Arbeiten lieferte die Beobachtung Antonovskys im Rahmen einer Studie zur Anpassung von Frauen an die Menopause in Israel, dass Menschen, die schwersten Belastungen (hier: KZ-Erfahrungen) ausgesetzt waren, zwar häufig, aber nicht in jedem Fall schwere, langfristige Beeinträchtigungen ihres körperlichen und psychischen Gesundheitszustandes hinnehmen müssen (Antonovsky 1979). Also stellt sich die Frage, was Menschen trotz vielfältiger Risiken gesund hält. Die Perspektive verschiebt sich damit etwas weg von der Behandlung hin zur Prävention. Aus diesen Gedanken entwickelte Antonovsky seinen Ansatz der „Salutogenese" (ebd.), in dem er den allgegenwärtigen Stressoren spezielle Widerstandsressourcen entgegensetzt.

Ein zentrales Konzept dieses Modells ist das „Kohärenzgefühl" (sense of coherence", SOC). Darunter versteht Antonovsky (1997: 34 f.) eine globale Orientierung, welche sich aus folgenden drei Komponenten zusammensetzt:

- **Verstehbarkeit:** Diese Komponente umschreibt das Ausmaß, in dem interne und externe Reize als kognitiv sinnhaft, also geordnet, konsistent, strukturiert und klar wahrgenommen werden. Personen, für die Reize in hohem

Maße verstehbar sind, gehen davon aus, dass auch Reize in der Zukunft vorhersagbar sind bzw. eingeordnet und erklärt werden können.
- **Handhabbarkeit:** Diese Komponente umschreibt das Ausmaß, in dem eine Person bei sich selbst Ressourcen wahrnimmt, die geeignet sind, den Anforderungen durch die Reize zu begegnen (hierbei sind nicht nur Ressourcen gemeint, die in der Person selbst liegen, sondern auch Ressourcen, die bei Bezugspersonen aktiviert werden können).
- **Bedeutsamkeit:** Diese Komponente umschreibt das Ausmaß, in dem Personen das Leben emotional als sinnvoll empfinden, dass z.B. die vom Leben gestellten Anforderungen und Probleme es wert sind, dass man Energie in deren Bewältigung investiert und sie eher als Herausforderungen begreift.

Ein gutes Kohärenzgefühl ist als eine zeitlich überdauernde Eigenschaft anzusehen, die letztlich wesentlich zur Aufrechterhaltung von Gesundheit beiträgt. Ein schlechtes Kohärenzgefühl bedingt negative Veränderungen im Selbsterleben, Gefühle der Nichtlösbarkeit und letztlich Ohnmacht (Lorenz 2004). Das Kohärenzgefühl kann in einem Fragebogen übersichtlich erfasst werden: dem „Fragebogen zur Lebensorientierung" (Antonovsky 1997).

Neben dem Kohärenzgefühl sind die „generalisierten Widerstandsressourcen" als wichtige Faktoren zu nennen (Bengel et al. 1998), die eine erfolgreiche Spannungsbewältigung (bei Vorliegen von Stressoren) erleichtern. Hierzu zählen individuelle Variablen (z.B. körperliche Faktoren, Intelligenz oder Bewältigungsstrategien), soziale und kulturelle Faktoren (z.B. soziale Unterstützung, finanzielle Möglichkeiten, aber auch die kulturelle Stabilität). Diese Variablen werden als „generalisiert" bezeichnet, weil sie in jeder Situation wirksam werden. Weil diese Faktoren konkrete Lebenserfahrungen prägen, beeinflussen sie auch das Kohärenzgefühl.

Gesundheit und Krankheit werden hier als die zwei Pole eines „Gesundheits-Krankheits-Kontinuums" verstanden. Diese Sichtweise ist insofern sehr hilfreich, als sie schon impliziert, dass völlige Gesundheit ebenso unwahrscheinlich ist wie völlige Krankheit. Jeder Mensch ist also trotz mancher Störungen in einzelnen Systemen/Organen in vielen anderen Bereichen durchaus gesund. Diese gesunden Anteile zu aktivieren ist im Hinblick auf die Lebensqualität oft hilfreicher, als die (teilweise wenig beeinflussbaren) kranken Anteile zu betonen. So muss z.B. ein Mensch mit einer chronischen Migräne zwar manche Tagen nahezu ausschließlich im Bett verbringen, ist an den übrigen Tagen aber fast völlig symptomfrei; oder ein Mensch mit einem moderaten Bluthochdruck kann unter guter medikamentöser Einstellung ohne große Einschränkung sein, muss allerdings auf Bewegung und Ernährung achten; oder ein Mensch mit einer Depression durchlebt eine depressive Phase von drei

Monaten Dauer, ist vorher und nachher aber beschwerdefrei. Diese positive Sichtweise soll nicht vorhandene Beeinträchtigungen schönreden, sondern die gesunden Anteile stärken.

Schutzfaktoren
Zu den wesentlichen gesundheitlichen Schutzfaktoren zählen personale, familiäre und soziale Schutzfaktoren (Bengel et al. 2009):

(1) Personale Schutzfaktoren: Eine positive Wahrnehmung der eigenen Person sowie eine positive Lebenseinstellung und z. T. auch Religiosität, gute kognitive Fähigkeiten, eine internale Kontrollüberzeugung mit guter Selbstwirksamkeitserwartung, aber auch Selbstkontroll- und -regulationsfähigkeiten erhöhen die Widerstandsfähigkeit. Weitere wichtige personale Schutzfaktoren stellen aktive Bewältigungsstrategien, realistische Selbsteinschätzung und Zielorientierung, Begabungen, Kreativität und soziale Kompetenz dar. Befunde zu biologischen und Temperamentsfaktoren sind insgesamt noch uneinheitlich.

(2) Familiäre Schutzfaktoren: Einen positiven Einfluss auf die gesundheitliche Entwicklung hat eine „sichere Bindung" zwischen Eltern und Kind (i.S. der Bowlby'schen Bindungstheorie, Bowlby 2008: 101 ff.), eine positive, autoritative Erziehung sowie ein positives Familienklima mit gutem Zusammenhalt und eine positive Beziehung unter Geschwistern.

(3) Soziale Schutzfaktoren: Hierzu zählen erwachsene Rollenmodelle bzw. eine gute Beziehung zu einem Erwachsenen, Kontakte zu Gleichaltrigen und die Einbindung in prosoziale Gruppen sowie die Qualität der Bildungsinstitutionen. Die Befunde zum Schutz durch soziale Unterstützung werden von den Autoren noch als insgesamt sehr uneinheitlich bewertet.

Die salutogenetische Perspektive hat mittlerweile weite Verbreitung gefunden und ist auch mit dem Begriff der „Resilienzforschung" (Resilienz bedeutet „psychische Widerstandsfähigkeit") eng verwandt (s. hierzu z.B. Knoll et al. 2005). Die große Bedeutung des Salutogenesemodells liegt im Perspektivenwechsel von der pathogenetischen in Richtung einer salutogenetischen Sichtweise, die gesundheitserhaltende und Widerstandsressourcen in den Blickpunkt rückt, woraus sich ganz andere, ressourcenorientierte Ansatzpunkte der Intervention ergeben, wie sie z.B. in der „positiven Psychotherapie" nach Peseschkian (Peseschkian et al. 2003) verwirklicht sind (Jork 2003). Gerade in der Prävention und Gesundheitsförderung ist dieses Konzept der Ressourcenstärkung sehr bedeutsam, da bereits lange bekannt ist, dass Breitband-Konzepte, die allein auf Abschreckung fokussieren, wenig hilfreich sind (Rust 1984, Weber-Hagedorn 1987). Auf der anderen Seite muss in der Gesundheitsberatung in relativ kurzer Zeit eine tragfähige, zielorientierte Verhaltensstrategie erarbeitet werden, was leichter fällt, wenn auf die vorhandenen Ressourcen eines Menschen gezielt zurückgegriffen werden kann. Zudem dient jede Verbesserung der Bewältigungsressourcen auch der Lösung künftiger Probleme. In der Gesundheitsförderung wurden verschiedene Programme entwickelt, die speziell die Stärkung salutogenetischer Faktoren beabsichtigen, z.B. „Gesunde Städte", „Kinder stark machen – Suchtprävention im Kindergarten", „Auf die coole Tour", „Erste Liebe und Sexualität" (zur Übersicht s. Renner 1997).

1.1.3 Das Transtheoretische Modell der Verhaltensänderung

Zusammenfassung
Beim Transtheoretischen Modell der Verhaltensänderung (TTM) nach Prochaska & DiClemente handelt es sich um ein integratives, schulenübergreifendes Stufenmodell. Es beschreibt die Veränderung von Verhaltensgewohnheiten auf sechs aufeinander aufbauenden Stufen, die auch Rückschritte erlauben. Das Modell beschreibt zudem verschiedene konkrete kognitiv-affektive und verhaltensorientierte Strategien der Verhaltensänderung, die den Stufen zugeordnet sind. Als intervenierende Variablen beschreiben die Autoren die Selbstwirksamkeitserwartung und die Entscheidungsbalance.

Wenn ein Mensch gesunde Verhaltensweisen neu etablieren möchte, ist es meist notwendig, alte Gewohnheiten zu verändern. Diese Veränderung lange gewohnter, gebahnter Verhaltensweisen passiert natürlich nicht allein infolge eines guten Vorsatzes, sondern bedarf erheblicher Anstrengung. Veränderung bedeutet, eine klare, willentliche Entscheidung selbstverantwortlich zu treffen und diese dann auch praktisch umzusetzen sowie auch längerfristig aufrechtzuerhalten. Wie laufen nun solche Veränderungen ab? Das *„transtheoretical model of behavior change"* (zu deutsch „Transtheoretisches Modell der Verhaltensänderung", abgekürzt „TTM") von James O. Prochaska und Carlo C. DiClemente formuliert hierzu ein anschauliches und empirisch gut abgesichertes Stufenmodell (Prochaska & DiClemente 1982). Das TTM versteht sich als integrativ und schulenübergreifend (Keller et al. 1999) und findet seinen Ausgangspunkt in der Suchtbehandlung, also einem Problembereich, in dem Rückfälle und Schwierigkeiten eher die Regel sind.

Stufen der Verhaltensänderung

Im TTM wird eine Verhaltensänderung als Prozess in ursprünglich vier (Prochaska & DiClemente 1982), dann fünf bis sechs (Keller et al. 1999, McConnaughy et al. 1983, Prochaska & Norcross 2001) aufeinander aufbauenden Stufen („stages of change") beschrieben, d.h., in einem Veränderungsprozess werden jeweils alle Stufen durchlaufen. Die Stufen werden folgendermaßen beschrieben:

(1) Absichtslosigkeit („precontemplation"): Auf dieser Stufe besteht keine Intention, das Verhalten in absehbarer Zukunft zu ändern, und es besteht meist auch bei der Person selbst kein Problembewusstsein, während relevante Bezugspersonen häufig durchaus Probleme sehen. Die Inanspruchnahme von Beratung in dieser Phase geht somit auch meist auf die Initiative von Bezugspersonen (z.B. Angehörigen oder Kollegen/Arbeitgebern) zurück. Wird auf dieser Stufe mit externem Druck vorgegangen, so entstehen bei den Betroffenen eher Reaktanz und Widerstand.

(2) Absichtsbildung („contemplation"): Auf der zweiten Stufe ist den Betroffenen bewusst, dass ein Problem existiert, sie setzen sich gedanklich damit auseinander und denken ernsthaft darüber nach, ihr Verhalten zu verändern. Eine konkrete Entscheidung ist jedoch noch nicht gefallen. Die Vorteile des gewohnten, wenn auch ungesunden Verhaltens überwiegen hier oft noch die Nachteile des neuen, aber gesunden Verhaltens.

(3) Vorbereitung („preparation"): Wenn die betroffene Person die feste Absicht erklärt, ihr Verhalten zu ändern, wird sie auf der dritten Stufe eingeordnet. Erst auf dieser Stufe ist die Motivation zur Verhaltensänderung hinreichend hoch, konkrete erste Schritte (z.B. Sammeln von Informationen und Unterstützung) zu einer Änderung zu unternehmen. Diese Stufe wird als „Durchgangsstufe" verstanden, die eher auf der kognitiven Ebene stattfindet.

(4) Handlung („action"): Auf dieser Stufe werden aktive und engagierte Versuche unternommen, das Verhalten zu verändern, die jedoch nicht gleich erfolgreich sein müssen. Hier zeigt sich nun direkt beobachtbares Verhalten. Rückfälle (im Modell als „regression" bezeichnet) passieren üblicherweise in der Handlungsphase, wobei Rückfälle meist auf die Stufe der Absichtsbildung oder der Vorbereitung, selten aber auch auf die Stufe der Absichtslosigkeit erfolgen können.

(5) **Aufrechterhaltung** („maintenance"): Wenn das Zielverhalten seit mindestens sechs Monaten stabil ausgeführt wird, spricht man von der Phase der Aufrechterhaltung. Wenn in dieser Phase Beratungsangebote aufgesucht werden, handelt es sich meist um Bedarf nach Rückfallprophylaxe. In diesem Zustand der etwas labilen und rückfallgefährdeten Aktivität verbleiben die Betroffenen im Prinzip ein Leben lang, wenn kein Rückfall erfolgt.

(6) **Stabilisierung** („termination"): Nur wenn eine hundertprozentige Zuversicht angenommen wird, dass das Zielverhalten beibehalten wird, was selten der Fall sein dürfte, spricht man tatsächlich von einer Phase der Stabilisierung.

In der Arbeitsgruppe der Autoren des Modells wurde ein Fragebogen entwickelt, welcher es erlaubt, die Stadienzuordnung (precontemplation, contemplation, action und maintenance) zu erfassen, nämlich der „URICA" („University of Rhode Island Change Assessment", McConnaughy et al. 1989). Es existiert eine deutsche Übersetzung unter dem Kürzel „FEVER" („Fragebogen zur Erfassung der Veränderungsbereitschaft", Hasler et al. 2003).

Strategien der Verhaltensänderung
Neben den Stufen der Veränderung beschreiben die Autoren weiterhin auch die *Strategien* („processes of change"), die zur Verhaltensänderung, d.h. zum Wechsel von einer Stufe auf die nächste, eingesetzt werden können (Prochaska & DiClemente 1982, 1983). Hier wird unterschieden zwischen kognitiv-affektiven und verhaltensorientierten Strategien. Die Strategien werden dabei jeweils den Stufen bzw. dem Übergang zwischen zwei Stufen zugeordnet (Keller et al. 1999, Levesque et al. 1999). Die Ausformulierung dieser Strategien zeigt bereits die praktische Anwendbarkeit des Modells in der Beratung. Weitere praxisorientierte Strategien werden in Kapitel 2.2 („Motivational Interviewing") vorgestellt.

Übergang von der Absichtslosigkeit in die Absichtbildung und
Übergang von der Absichtsbildung in die Vorbereitung
Hier sind folgende fünf verschiedene kognitiv-affektive Strategien hilfreich:
- *Steigern des Problembewusstseins* („consciousness raising") im Sinne eines bewussteren Wahrnehmens von Gründen, Konsequenzen und Wegen der Veränderung für ein Problemverhalten,
- *Wahrnehmen förderlicher Umweltbedingungen* („social liberation"), was bedeutet, dass förderliche Umweltbedingungen, z.B. soziale Normen, aktiver wahrgenommen werden,

- *Emotionales Erleben* („dramatic relief"): Herstellen einer persönlichen emotionalen Betroffenheit zum eigenen Problemverhalten,
- *Selbstneubewertung* („self-reevaluation") hinsichtlich der eigenen Person und der Konsequenzen sowohl des Risiko- als auch des Zielverhaltens und
- *Neubewertung der persönlichen Umwelt* („environmental reevaluation"), also eine Bewertung der Folgen des eigenen Verhaltens auf das persönliche Umfeld.

Übergang von der Absichtsbildung in die Vorbereitung
Hier wird hauptsächlich folgende verhaltensorientierte Strategie vorgeschlagen:
- *Selbstverpflichtung* („self-liberation"), z.B. das öffentliche Äußern einer geplanten Verhaltensänderung.

Übergang von der Vorbereitung in die Handlung und Aufrechterhaltung
Hier sind neben der Fortführung der Selbstverpflichtung noch die folgenden vier verhaltensorientierten Strategien hilfreich:
- *Nutzen hilfreicher Beziehungen* („helping relationships"),
- *Selbstverstärkung* („reinforcement management") i.S. einer materiellen oder immateriellen Belohnung für gelungene Verhaltensänderung,
- *Gegenkonditionierung* („counterconditioning"), die ein zum Risikoverhalten gegensätzliches Verhalten, folgend der Lerntheorie des klassischen Konditionierens, mit der Zielreaktion koppelt, und
- *Stimuluskontrolle* („stimulus control"), d.h., Auslöser für das Risikoverhalten werden entfernt und stattdessen Auslöser für das neue Verhalten etabliert.

Zu der von den Autoren vorgeschlagenen Zuordnung der Strategien zu den Stufen der Veränderung muss allerdings bemerkt werden, dass in einer Metaanalyse von Rosen (2000) diese zwar für das Beenden des Rauchens gut bestätigt wurde, während die Zuordnung für die Etablierung von Bewegungsverhalten, Veränderungen des Essverhaltens und bei Abhängigkeiten von anderen Substanzen weniger klar war (Rosen 2000).

Intervenierende Variablen
Neben den Strategien der Verhaltensänderung, die helfen, von einer Stufe auf die nächste zu gelangen, haben die Autoren später auch intervenierende oder Ergebnisvariablen beschrieben, die mit den Stufen der Veränderung kovariieren (DiClemente 1986). Die beiden bedeutendsten Variablen sind

- die *Selbstwirksamkeitserwartung* („self-efficacy"), also die subjektive Einschätzung und Erwartung der eigenen Kompetenz (s. hierzu auch Kap. 1.1.4), und
- die *Entscheidungsbalance* („decisional balance"), nämlich die Gegenüberstellung der Vor- und Nachteile der Verhaltensänderung, die nach ihrer persönlichen Bedeutung gewichtet werden.

Ebenen der Verhaltensänderung
In einer weiteren Ergänzung des Modells wurde berücksichtigt, dass KlientInnen mit Suchtproblematik häufig Probleme auf verschiedenen Ebenen haben (DiClemente & Prochaska 1998). Man unterscheidet:
- Symptomebene/situative Faktoren,
- Maladaptive Kognitionen,
- Interpersonelle Probleme,
- Systemische/familiäre Probleme und
- Intrapersonelle Ebene.

Diese Unterscheidung lässt sich grundsätzlich auch auf die allermeisten Problemkonstellationen außerhalb des Suchtbereichs übertragen.

Diese multidimensionale Betrachtungsweise ist sehr hilfreich bei der Analyse der (gelungenen oder eben nicht gelungenen) Veränderungsprozesse, da diese Ebenen teilweise interferieren, sich also gegenseitig behindern oder auch begünstigen können. So kann sich z.B. das Symptom „Alkohol trinken" nicht verändern, weil heftige familiäre Probleme im Vordergrund stehen, sodass mit einer Fokusverschiebung bessere Voraussetzungen für die Veränderung geschaffen werden können.

Das Modell hat mittlerweile recht weite Verbreitung und Ausdehnung über den Suchtbereich hinaus auf eine Vielzahl von Verhaltensproblemen im Gesundheitsbereich gefunden (zur Übersicht s. Keller 1999). Es konnte hinsichtlich der Gültigkeit der Stadien- und Prozessannahmen für vielerlei Probleme validiert werden, z.B. für eine Intervention zum Stressmanagement (Evers et al. 2006), zum Gebrauch von Kondomen (Arden & Armitage 2008, Gavalotti et al. 1995), zum Verlauf von chronischen Schmerzerkrankungen (Rau et al. 2007), zur Etablierung eines moderaten Bewegungsverhaltens einerseits bei Übergewichtigen (Sarkin et al. 2001) und andererseits bei älteren Frauen (Findorff et al. 2007) oder auch für die Veränderungen von Organisationsprozessen im Gesundheitswesen (Levesque et al. 2001) oder in der Universitätsverwaltung (Levesque et al. 1999). Die Datenlage ist allerdings insgesamt nicht einheitlich. Eine Gültigkeit des transtheoretischen Modells konnte z.B. hinsichtlich der diätetischen Behandlung von Diabetes nicht eindeutig bestätigt werden

(Salmela et al. 2009) und auch die Zuordnung der Prozesse zu den Stadien war nicht immer eindeutig (s.o.). Weiterhin wurde auch die Kritik geäußert, dass den Stadien neben der inhaltlichen Definition von den Autoren auch eine etwas willkürlich anmutende zeitliche Dimension zugesprochen wurde (Prochaska & Norcross 2001, Sutton 2001), weswegen hier auf die Darstellung der zeitlichen Dimension verzichtet wurde. Das Modell verliert hierdurch jedoch nicht an Aussagekraft.

1.1.4 Das sozial-kognitive Prozessmodell gesundheitlichen Handelns

Zusammenfassung

[handschriftlich: Verhaltenskomponente + Kognitive Aspekte + Situative Momente]

Das Sozial-kognitive Prozessmodell gesundheitlichen Handelns (HAPA) von Schwarzer (1992) berücksichtigt, ähnlich wie das TTM, eine motivationale und eine volitionale Phase im Rahmen der Verhaltensänderung. Die Veränderungsmotivation wird nach diesem Modell beeinflusst von der Selbstwirksamkeitserwartung, der Handlungsergebniserwartung und der Risikowahrnehmung. Auch dieses Modell berücksichtigt explizit mögliche Rückfälle.

Ein dem TTM verwandtes Modell stellt das *Sozial-kognitive Prozessmodell gesundheitlichen Handelns* (im Original *Health Action Process Approach*, kurz HAPA) von Ralf Schwarzer dar (Schwarzer 1992). Das Modell legt besonderes Augenmerk auf die Faktoren, die die Entwicklung einer Veränderungsmotivation beeinflussen, nämlich die Selbstwirksamkeitserwartung, die Handlungsergebniserwartungen sowie die Risikowahrnehmung. Nur wenn eine Person überhaupt ein Gesundheitsrisiko für sich selbst als relevant wahrgenommen hat *("Risikowahrnehmung")*, wenn sie eine positive Auswirkung einer Verhaltensänderung auf ihre Gesundheit erwartet *("Handlungsergebniserwartung")* und wenn sie der Überzeugung ist, dass sie selbst eine Verhaltensänderung überhaupt erreichen kann *("Selbstwirksamkeitserwartung")*, wird sie die Intention, also die Absicht zu einer Verhaltensänderung bilden. Das HAPA lässt sich grob in zwei Phasen teilen, nämlich in die motivationale/präintentionale und die volitionale Phase.

[handschriftliche Notizen:]

Risikowahrnehmung: Person nimmt Gesundheitsrisiko für sich selbst als relevant wahr

Handlungsergebniserwartung: Person erwartet positive Auswirkung einer Verhaltensänderung auf ihre Gesundheit

Selbstwirksamkeitserwartung: Person ist der Überzeugung, dass sie selbst eine Verhaltensänderung erreichen kann

1 Theoretische Grundlagen

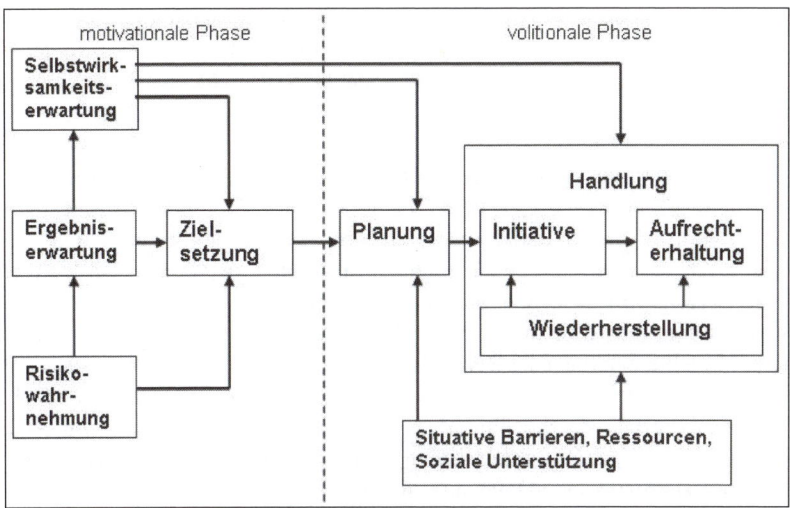

Abbildung 2: Das sozial-kognitive Prozessmodell gesundheitlichen Handelns (HAPA) nach Schwarzer (1992) und Scholz & Schwarzer (2005)

Die *motivationale Phase* besteht in der Bildung der Änderungsintention, die von den drei oben genannten Variablen Risikowahrnehmung, Handlungsergebniserwartung und Selbstwirksamkeit beeinflusst wird. Die Wirksamkeit dieser drei Konstrukte ist mittlerweile empirisch gesichert (Schwarzer 2004). Ist die Absicht gebildet, tritt die Person in die *volitionale Phase* ein. Diese besteht wiederum aus der *Phase der Planung* und der *Phase der Handlung*, in der diese Planung ausgeführt und aufrechterhalten wird. Schließlich kann es postaktional zu möglichen Rückfällen kommen, in denen entweder das Zielverhalten wiederhergestellt wird oder aber eine Zielentbindung stattfindet. Alle Phasen werden von der Selbstwirksamkeit moderiert. Diese unterscheidet sich jedoch in den verschiedenen Phasen etwas. Während die motivationale Selbstwirksamkeit vorwiegend die Einschätzung der eigenen Fähigkeit meint, Verhalten zu initiieren, betont die volitionale Selbstwirksamkeit die Fähigkeiten, Verhalten trotz Schwierigkeiten aufrechtzuerhalten bzw. Verhalten auch nach einer längeren Pause wieder aufzunehmen. In der gesamten volitionalen Phase gilt es schließlich, Barrieren zu überwinden, die z.B. die Handlung unterbrechen (situative Schlüsselreize) oder die Aufmerksamkeit auf andere Dinge lenken. Diese zu meistern, helfen personale Ressourcen (z.B. kognitive Fertigkeiten) und soziale Unterstützung.

1 Theoretische Grundlagen

Das HAPA-Modell betont also, ähnlich dem TTM, neben der Verhaltenskomponente auch kognitive Aspekte, bezieht aber stärker auch noch situative Momente mit ein. Beide Modelle schreiben der Selbstwirksamkeitserwartung eine hohe Bedeutung zu, weswegen dieses Konzept im Folgenden noch weiter verdeutlicht werden soll.

Das Konzept der *Selbstwirksamkeitserwartung* stammt aus der Motivationspsychologie und wurde von Albert Bandura (1977) formuliert. Es beschreibt das kognitive Konzept der Erwartungen einer Person, aufgrund ihrer eigenen Kompetenzen eine Handlung erfolgreich ausführen zu können. Die Selbstwirksamkeit wird nach Bandura im Wesentlichen aus vier Quellen gespeist, nämlich dem erfolgreichen Ausführen von Handlungen in der Vergangenheit, dem Modelllernen (also der Beobachtung der erfolgreichen Handlungsausführung durch Andere), aus positiven verbalen (auch Selbst-) Instruktionen bzw. Überzeugungen und schließlich dem Grad der emotionalen Aktivierung, da Angstgefühle deutlich die Erwartung beeinträchtigen, eine Situation erfolgreich meistern zu können (Bandura 1977). Insofern ist anzunehmen, dass die Selbstwirksamkeitserwartung sowohl im TTM als auch im HAPA wiederum in einer Feedbackschleife durch den Erfolg der Verhaltensänderung beeinflusst wird. Je mehr positive Erfahrungen ein Mensch erleben kann, desto stärker steigt die zukünftige Wahrscheinlichkeit, ein Problemverhalten tatsächlich zu verändern. Sollte jedoch ein Mensch noch nicht über ausreichend positive eigene Erfahrungen verfügen, kann nach Bandura (1977) über den Weg des Modelllernens, durch Überzeugungen oder aber durch Senkung des Angstniveaus eine intendierte Handlung begünstigt werden.

1.2 Theoretische Ansätze der Beratung

1.2.1 Psychoanalytisch bzw. tiefenpsychologisch orientierte Beratung

Marion Güntert

(1) Kernaussagen und Grundannahmen
Unter psychoanalytisch bzw. tiefenpsychologisch orientierter Beratung werden Beratungsverfahren verstanden, die sich auf der Grundlage der Psychoanalyse bzw. Tiefenpsychologie entwickelt haben und von dieser abgeleitet sind. Ihnen liegen die Persönlichkeits- und Störungskonzepte der Psychoanalyse zu Grunde, die in ihrer ursprünglichen Form auf die Arbeiten von Sigmund Freud (1856–1939) zurückzuführen sind. Die Kernannahmen dieser Konzepte sind in der Fachliteratur zur psychosozialen Beratung (z.B. Datler et al. 2007, Rechtien 2004, Steinebach 2006) wie zur Klinischen Psychologie und Psycho-

therapie (z.B. Butcher et al. 2009, Davison et al. 2007, Kriz 2007) über viele Jahrzehnte hinweg umfassend beschrieben und diskutiert worden. Sie können folgendermaßen zusammengefasst werden:

- Alle seelischen Prozesse sind determiniert und kausal erklärbar.
- Die menschliche Psyche ist ein dynamisches, in sich zusammenhängendes System.
- Dem menschlichen Bewusstsein ist nur ein geringer Teil psychischer Prozesse zugänglich. Der überwiegende Teil ist unbewusst.
- Der Mensch strebt nach Lust und Vermeidung von Unlust.
- Der Mensch ist ein von früher Kindheit an geschichtetes, komplex verwobenes Erlebensgefüge.
- Aktuelles Verhalten und Erleben einschließlich Problemsituationen sind maßgeblich durch Erfahrungen in der frühen Kindheit bedingt.
- In der jeweiligen aktuellen Realität nicht lösbare Probleme oder nicht zu befriedigende Wünsche können ins Unbewusste abgedrängt werden und zu Symptomen im Erleben und Verhalten des Betroffenen mit Krankheitswert führen, wobei zwischen „gesund" und „krank" nur graduelle Unterschiede bestehen.
- Widerstände verhindern die Bewusstmachung angstbesetzter unbewusster psychischer Vorgänge. Widerstände sind herabgesetzt im Traum oder beim freien Assoziieren.
- Durch das Herabsetzen von Widerständen kann Verdrängtes bewusst und Deutungen zugänglich gemacht werden.

Psychoanalytisch bzw. tiefenpsychologisch orientierte Beratungskonzepte finden in unterschiedlichen Feldern (u.a. in der Erziehungsberatung, Supervision, Organisationsberatung, Überblick s. Datler, Steinhardt et al. 2007) und Ansätzen (u.a. Krejci 1993, Volger 1997) Anwendung. Zu betonen ist jedoch, dass nach Ansicht der meisten AutorInnen psychoanalytisch bzw. tiefenpsychologisch orientierte Beratung als Interventionsform verstanden wird, „die situativ bedingt zwar auf einige Elemente der psychotherapeutischen Technik verzichtet, sich von der Therapie jedoch allenfalls quantitativ und nicht qualitativ unterscheidet" (Rechtien 2004: 81).

(2) Grundkonzepte
Das in der Psychoanalyse entwickelte System von Grundkonzepten ist sehr komplex. Darüber hinaus wurde ihre ursprüngliche Form im Laufe der Zeit in unterschiedliche Richtungen weiterentwickelt (z.B. Neo-Analyse, Überblick s. u.a. Brem-Gräser 1992). Deshalb werden im Folgenden nur diejenigen Grund-

1 Theoretische Grundlagen

konzepte im Überblick wiedergegeben, die für ein Verständnis psychoanalytisch bzw. tiefenpsychologisch orientierter Beratungsansätze notwendig sind.

Menschenbild – Der Mensch aus Sicht der Psychoanalyse lässt sich speziell nach strukturellen, topographischen, dynamischen und genetischen Aspekten beschreiben (Elhardt 2010).

Strukturell wird das Individuum im Sinne der Psychoanalyse als die Verkörperung mehrerer seelischer Instanzen verstanden. Freud nannte diese Instanzen Es, Ich und Über-Ich (u.a. Brem-Gräser 1992, Elhardt 2010, Rechtien 2004). Ihnen werden jeweils unterschiedliche Funktionen und Inhalte zugeschrieben, die in beständigem Konflikt miteinander stehen. Das Es umfasst Trieb- und Bedürfnisimpulse und strebt nach dem Erhalt von Lust und der Vermeidung von Unlust. Das Über-Ich umfasst das Gewissen sowie eine Vorstellung davon, wie man sein möchte, d.h. das Ich-Ideal. Das Über-Ich strebt nach Moral und der Verwirklichung des Ich-Ideals. Das Ich vermittelt zwischen den Ansprüchen des Es und der Realität. Im Kontext des Realitätsbezugs entscheidet das Ich, welche Bedürfnisse befriedigt werden können und welche zurückgedrängt werden müssen (Nußbeck 2010, Rechtien 2004).

Unter dem topographischen Aspekt wird die Unterteilung der seelischen Vorgänge im Menschen in Unbewusstes, Vorbewusstes und Bewusstes verstanden. Entscheidend ist dabei, dass grundsätzlich nur vorbewusste und bewusste Vorgänge vom Menschen intentional erfassbar sind. Unbewusstes wirkt aber dennoch erlebnisgestaltend und verhaltensbedingend in das konkrete Leben des Menschen hinein (Elhardt 2010).

Der Mensch ist ein dynamisches Wesen und unterliegt der Entwicklung und Veränderung. Dazu angetrieben wird er nach Freud durch sogenannte endogene Triebe. Diese sind als biologische Grundtendenzen mit psychischer Qualität zu verstehen. Nach Freud sind Verhalten und Erleben des Menschen entscheidend durch die Kraft des Lebens- bzw. des Selbsterhaltungstriebs (Eros, Libido) und seinen Gegenspieler, den Aggressions- bzw. Todestrieb (Thanatos), motiviert (Elhardt 2010).

Der genetische Aspekt umfasst das „Prinzip, die Persönlichkeit eines Menschen auch aus früher Kindheit her zu interpretieren", d.h. die Relevanz frühkindlicher Entwicklung für aktuelles Erleben und Verhalten (Elhardt 2010: 69). Grundlage bildet die Phasenlehre von Freud, welche die Triebentwicklung (Es), die Entwicklung der Objektbeziehungen (z.B. der Beziehung des Kindes zur Mutter) und der Instanzen Ich und Über-Ich umfasst (u.a. Brem-Gräser 1992).

Störungskonzept – In der Psychoanalyse werden aktuelle Probleme als Symptome von Konflikten zwischen Ich, Es und Über-Ich aufgefasst, die durch Störungen der phasenspezifischen Entwicklung, Ängste und deren Abwehr bedingt sind.
Bestimmte Trieb- bzw. Bedürfnisimpulse können vom Ich als unerwünscht bzw. angstbesetzt, weil als nicht ungestraft umsetzbar wahrgenommen werden. Um diese Bedrohung bzw. Angst zu reduzieren, greift das Ich zu Abwehrmechanismen. Abwehrmechanismen wirken unbewusst und verdrängen u.a. die unerwünschten bzw. angstbesetzten Impulse in den Bereich des Unbewussten (Elhardt 2010, Fittkau 2003). Von dort können sie jedoch, wie oben bereits erwähnt, weiterhin unkontrolliert auf das Verhalten und Erleben der Betroffenen einwirken. Dadurch kann es zu Problemen bzw. klinisch relevanten Störungen kommen, da die Betroffenen bestimmte Anteile des Problems – weil unbewusst – nicht sehen oder Lösungen – weil unbewusste Prozesse ihnen entgegenstehen (Widerstand) – nicht akzeptieren können (Nußbeck 2010).
Abwehrmechanismen sind jedoch nicht generell als problem- oder störungsbedingend zu verstehen. Inhalte und Funktion der Instanzen und ob bzw. wie Abwehrmechanismen eingesetzt werden, hängt maßgeblich vom Verlauf der phasenspezifischen Entwicklung ab, sprich: von den Erfahrungen in der frühen Kindheit der jeweils betreffenden Person (Elhardt 2010).

(3) Interventionskonzept _bewusste Entscheidungsfähigkeit_
Allgemeine Zielsetzung – Bei der psychoanalytisch bzw. tiefenpsychologisch orientierten Beratung liegt der Fokus auf der Unterstützung von KlientInnen bei Entscheidungsproblemen in aktuellen schwierigen Lebenssituationen. Die bewusste und verantwortliche Entscheidungsfähigkeit der KlientInnen soll wiederhergestellt werden (u.a. Datler et al. 2007, Krejci 1993, Nußbeck 2010, Volger 1997). Aufgabe der Beratungskräfte ist es, die KlientInnen zu befähigen, die unbewussten Anteile des aktuellen Problems so weit zu erkennen und im Kontext ihrer genetischen Herkunft und ihres strukturellen Hintergrunds so zu verstehen, dass den KlientenInnen auf der Grundlage dieser neuen Erkenntnisse eine bewusste und verantwortliche Entscheidung gelingt.

Methoden – Ausgehend von der oben beschriebenen Zielsetzung liegt in der psychoanalytisch bzw. tiefenpsychologisch orientierten Beratung ein Schwerpunkt auf dem diagnostischen Prozess, dessen Aufgaben (a) das Aufdecken unbewusster Anteile des Problems sowie (b) die Herstellung eines neuen Verstehenszusammenhangs (= Deutung) sind.
Dem *Aufdecken unbewusster Anteile des Problems* im Beratungsprozess liegt, wie oben bereits erwähnt, die Kernannahme zu Grunde, dass Unterbe-

1 Theoretische Grundlagen

wusstes in das aktuelle Erleben und Verhalten der KlientInnen hineinwirkt. Ansatzpunkt der psychoanalytisch bzw. tiefenpsychologisch orientierten Beratung ist folglich das aktuelle Verhalten und Erleben der KlientInnen. Neben der aktuellen Problemlage wird dabei insbesondere die Beziehung zwischen KlientIn und BeraterIn in den Blick genommen (u.a. Volger 1997). Es wird davon ausgegangen, dass frühere Beziehungsmuster in dem unbewussten Wunsch der KlientInnen, Fremdes vertraut zu machen, auf die Beziehung zum/r BeraterIn übertragen werden (Übertragung, u.a. Elhardt 2010). Dadurch wird auch das Verhalten und Erleben der Beratenden beeinflusst. Dies wird als Gegenübertragung bezeichnet (Nußbeck 2010). Bei der Gegenübertragung wird das Erleben der Beziehung seitens der Beratenden als diagnostischer Hinweis auf das Erleben der KlientInnen verstanden (Volger 1997).

Die *Herstellung eines neuen Verstehenszusammenhangs*, die Deutung, ist das wichtigste aktive Mittel der Beratungskräfte in der psychoanalytisch bzw. tiefenpsychologisch orientierten Beratung. Hier sollen die Beratenden den verborgenen Sinn aktueller Problemlagen aufdecken und den Zugang zur inneren Welt des Ratsuchenden finden und ihm mitteilen. Ein neuer Verstehenszusammenhang wird erarbeitet, die unbewusste Bedeutung der aktuellen schwierigen Lebenssituation wird aufgedeckt. Dabei spielt wie in der Personzentrierten Beratung die Empathie auf Seiten der Beratenden eine wichtige Rolle (s. Kapitel 1.2.3). Als Material für Deutungen können den Beratenden dienen:

- Das freie Assoziieren: Der/die KlientIn wird aufgefordert, alles, was ihm zu einem bestimmten „Stichwort" einfällt, ohne Vorbehalte und Wertungen, auch wenn es noch so unwichtig erscheint, zu äußern (u.a. Fittkau 2003).
- Der Widerstand: Als eine unbewusste Kraft stellt sich der Widerstand gegen das Aufdecken unbewusster Problemanteile, speziell gegen die damit verbundene, wieder aufkommende Angst bzw. Bedrohung (Ermann & Waldvogel 2008).
- Die Übertragung und Gegenübertragung (s. o.).

Im Anschluss an den diagnostischen Prozess folgt in der psychoanalytisch bzw. tiefenpsychologisch orientierten Beratung je nach Ansatz unterschiedlich die Umsetzung bzw. Anwendung der neuen Erkenntnisse und Einsichten der KlientInnen. Im Beratungsmodell von Volger (1997) werden beispielsweise mit den KlientInnen Projekte vereinbart. Projekte werden dabei als Verhaltensentwürfe verstanden, die entweder in Kommunikation oder in Selbstversuchen ausprobiert werden.

(4) Die Bedeutung des psychoanalytischen bzw. tiefenpsychologischen Ansatzes für die Beratung in der Gesundheitsförderung

In ihrem Verständnis als Therapieform ist die psychoanalytisch bzw. tiefenpsychologisch orientierte Beratung bezüglich ihrer Umsetzung stark an die Profession der psychoanalytisch bzw. tiefenpsychologisch ausgebildeten TherapeutInnen gebunden. Folglich stellt sich die Frage, weshalb diesem Ansatz hier eine Bedeutung beigemessen werden sollte.

Abgesehen von der Umsetzung eines spezifischen Beratungsansatzes ist allgemein bekannt, dass auch das Wissen über gute grundlegende Theorien für einen erfolgreichen Beratungsprozess notwendig ist (s. handlungstheoretisch fundiertes Metamodell in Kapitel 1.3). Doch handelt es sich bei den grundlegenden Theorien der Psychoanalyse bzw. der Tiefenpsychologie um gute Theorien? Seit ihrer Entstehung sind diese immer wieder scharfer Kritik ausgesetzt worden, besonders im Hinblick auf die Frage, wie viel an ihnen „wahr" oder „falsch" sei (Rechtien 2004). Die Frage nach dem Stellenwert der psychoanalytischen bzw. tiefenpsychologischen Grundkonzepte speziell für gesundheitspädagogische Beratungskontexte sollte jedoch nicht als Frage der Überprüfbarkeit im Sinne von „wahr" oder „falsch", sondern als Frage ihrer Nützlichkeit gestellt werden. Die Psychoanalyse bzw. die Tiefenpsychologie bieten Theorien, die im Hinblick auf jegliche Beratungssettings durchaus relevant und nützlich sein können.

Hervorzuheben ist insbesondere das Wissen um unbewusste Prozesse, die aktuelles Erleben und Verhalten beeinflussen. So kann das Wissen um das Phänomen der Übertragung und Gegenübertragung die Beobachtung des Beziehungsgeschehens im Beratungskontext entscheidend beeinflussen (Krejci 1993). BeraterInnen müssen darauf eingestellt sein, dass jegliche verbale und nonverbale Kommunikation zwischen ihnen und den KlientInnen auch Träger unbewusster Mitteilungen sein kann.

Darüber hinaus wird der Mensch als ein von früher Kindheit an geschichtetes, komplex verwobenes Erlebensgefüge verstanden. Die Persönlichkeit eines Menschen ist folglich immer auch aus seiner früher Kindheit heraus zu interpretieren. Auch dieses Wissen kann zu einem besseren Verständnis der KlientInnen sowie der Beziehung zwischen KlientIn und BeraterIn führen und folglich zu einem gelingenden Beratungsprozess maßgeblich beitragen.

1.2.2 Verhaltensorientierte Beratungsansätze

Christa Pötter

Verhaltensorientierte Ansätze der Beratung in der Gesundheitsförderung basieren auf der Verhaltenstherapie, die in den späten 1950er Jahren in Südafrika, England und den USA (zunächst unabhängig voneinander) entwickelt wurde. Der Begriff der Verhaltenstherapie wurde erstmals 1958 von A. Lazarus verwendet, als weitere Gründungsväter gelten die Südafrikaner J. Wolpe, S. Rachmann und T. Wilson. Zeitgleich steigerte sich in Europa die Kritik an den bis dahin vorherrschenden psychoanalytischen Verfahren (Eysenck 1952a), sodass das Interesse an einer Erweiterung des therapeutischen Spektrums sehr groß war. Parallel zu dieser Entwicklung leitete in den USA B. F. Skinner von Prinzipien des Konditionierens die Anwendungsmöglichkeit der operanten Konditionierung ab, deren Begriff er geprägt hat (Hand 2008) und die nachfolgend einen bedeutenden Einfluss auf die Entwicklung der Verhaltenstherapie hatte (s.u.).

Nachdem in den ersten Jahren der Verhaltenstherapie vor allem äußere Faktoren, die das Verhalten beeinflussen, im Vordergrund standen, kam es in den 1970er Jahren zur sogenannten „zweiten Welle" (Hand 2008) der Verhaltenstherapie. Hier wurden durch Therapeuten wie F. Kanfer (Kanfer & Phillips 1970), D. Meichenbaum (1975), A. Ellis (1973) und A. T. Beck (1976) den äußeren Faktoren innerpsychische Prozesse als entscheidend für das Verhalten und Erleben einer Person gegenübergestellt. Vor allem Beck, der als der Vater der „Kognitiven Wende" (Heidenreich et al. 2009) gilt, hat diese mit seinem Ansatz, Gedanken und Überzeugungen der KlientInnen in den Vordergrund zu rücken, entscheidend geprägt, sodass kognitive und verhaltensbezogene Aspekte heute fast nicht mehr zu trennen sind und sich zur sogenannten Kognitiven Verhaltenstherapie (KVT) verbunden haben.

Aufgrund der Heterogenität in der Entwicklung, der Vielfalt an unterschiedlichen Ansätzen und Methoden innerhalb der Verhaltenstherapie sowie ihrer ständigen Weiterentwicklung ist es schwierig, eine umfassende Definition zu formulieren (Wassmann 2006). Ein wesentliches Merkmal der Verhaltenstherapie ist ihre Orientierung an wissenschaftlicher Überprüfbarkeit (Margraf 2003), weswegen die Wirksamkeit ihrer Methoden bei vielen Störungsbildern und Problemstellungen sehr gut belegt ist (z.B. Fricke et al. 2006, Grawe et al. 1994, Hoffmann 2008).

Durch die belegte Effektivität verhaltenstherapeutischer Techniken sowie die Überprüfbarkeit und die angesprochene Methodenvielfalt können diese sehr gut im Beratungskontext, speziell in der Gesundheitsförderung und Prävention, genutzt werden (s. Abschnitt 4).

1 Theoretische Grundlagen

(1) Kernaussagen
Die Kernprinzipien der Verhaltenstherapie lassen sich nach Margraf (2003) wie folgt zusammenfassen:
- Orientierung an der empirischen Psychologie (Sicherstellen der Überprüfbarkeit der Therapiewirksamkeit, Evaluation der Therapie),
- Problemorientierung (Fokussierung auf das aktuelle Problem/die aktuelle Störung und Erweitern der allgemeinen Problemlösekompetenz; zunehmend mehr Ressourcenorientierung),
- Ansetzen an den prädisponierenden, auslösenden und aufrechterhaltenden Problembedingungen (individuelle Problemanalyse, um die entscheidenden Bedingungen ausfindig zu machen und dort zu intervenieren),
- Zielorientierung (Festlegung realistischer Therapieziele als grundsätzlicher Bestandteil der Therapie),
- Handlungsorientierung (aktive Beteiligung der KlientInnen, Ausprobieren neuer Verhaltensweisen),
- keine Begrenzung auf den therapeutischen Kontext (Übertragbarkeit auf den Alltag der KlientInnen, Experimente und Übungen auch zwischen den Therapiesitzungen),
- Transparenz (informiertes Einverständnis der KlientInnen; Erarbeiten eines Erklärungsmodells mit dem Patienten und Erklären aller therapeutischen Maßnahmen),
- „Hilfe zur Selbsthilfe" (die generelle Problemlösefähigkeit der KlientInnen zur Vermeidung von Rückfällen erhöhen),
- Bemühen um ständige Weiterentwicklung (durch Evaluation und Psychotherapieforschung).

(2) Grundkonzepte
In den verhaltensorientierten Beratungsansätzen gibt es (im Gegensatz z.B. zur Personzentrierten Beratung) kein explizit postuliertes Menschenbild, vielmehr geht dieses implizit aus den Annahmen über therapeutisches Handeln sowie therapeutische Beziehungsgestaltung hervor. Wichtig ist die aktive Rolle des Menschen (Kanfer et al. 2006).

Kanfer beschreibt in seinem Selbstregulationsmodell (Kanfer et al. 2006) drei Ebenen von Faktoren, die das menschliche Verhalten bestimmen:
- α-Variablen umfassen alle Einflüsse der externen (physikalischen oder soziokulturellen) Umgebung (z.B. berufliche oder partnerschaftliche Situation),
- β-Variablen beschreiben Verhaltensweisen oder Prozesse, die vorwiegend von der Person selbst in Gang gesetzt und aufrechterhalten werden (z.B. Denken, Wahrnehmen, Erinnern, Entscheiden, Problemlösen),

1 Theoretische Grundlagen

- γ-Variablen umfassen alle Einflüsse des genetischen und biologischen Systems (z.B. Hunger- oder Sättigungsgefühle, hormonell bedingte Zustände, akute Infektionen, Alkohol- oder Drogeneinflüsse).

Die Gewichtung der einzelnen Faktoren ist hierbei jedoch nicht festgelegt (Lieb 1996), sondern es kann immer in der jeweiligen Situation entschieden werden, welche Einflussfaktoren stärker gewichtet werden.
Ein weiteres Modell zur Bestimmung menschlichen Verhaltens wurde von K. Grawe und F. Caspar aufgestellt (Caspar 2008, Caspar & Goldfried 2007, Grawe 2000). Grawe postuliert vier Grundbedürfnisse des Menschen, das Bindungsbedürfnis, das Bedürfnis nach Orientierung und Kontrolle, das Bedürfnis nach Selbstwerterhöhung und Schutz des Selbstwerts sowie das Bedürfnis nach Lustgewinn und Unlustvermeidung. Der Mensch definiert sich demnach über diese Bedürfnisse und richtet sein Verhalten letztlich an ihnen aus.

Störungskonzept – Wie die Techniken und Methoden innerhalb der Verhaltenstherapie sehr heterogen sind, so kann man auch nicht von einem einheitlichen Störungskonzept sprechen. Es kann eine Unterteilung in störungsabhängige und störungsübergreifende Konzepte getroffen werden.
Störungsübergreifend sind z.B. die Lerntheorien, die auf (überwiegend) operante Konditionierungsprozesse zurückzuführen sind. Ein Beispiel hierfür ist die 2-Faktoren-Theorie von Mowrer (1947) zur Entstehung mancher Angststörungen durch eine Kopplung von klassischen und operanten Konditionierungsprozessen. Ein Erklärungsmodell zur Entstehung und Aufrechterhaltung dysfunktionaler Verhaltensweisen ist das Selbstregulationsmodell von Kanfer (vgl. Kanfer et al. 2006). Mit diesem sogenannten SOR(K)C-Schema kann das Verhalten in einer Situation („Mikroanalyse") anhand verschiedener Variablen analysiert werden:
- S (Stimulus): beschreibt die jeweilige Situation,
- O (Organismus): beschreibt die Ausgangsbedingungen (auf körperlicher und psychischer Ebene),
- R (Reaktion): beschreibt die Reaktion auf die Situation,
- C (Konsequenz): beschreibt die Konsequenz auf das Verhalten (hier wird unterschieden zwischen kurzfristigen Konsequenzen, die bei dysfunktionalem Verhalten häufig positiv, und langfristigen Konsequenzen, die in der Regel eher negativ sind [C+ und C-]).

Dies soll an folgendem Beispiel verdeutlicht werden: Ein Klient mit einem Alkoholproblem, der seit einigen Wochen trocken ist, steht beruflich unter erhöhter Anspannung und erlebt einen heftigen Streit mit seiner Ehefrau (S).

1 Theoretische Grundlagen

Als Organismusvariablen wirken hier die erhöhte Anspannung, die zusätzliche Belastung durch den Konflikt, seine Schwierigkeiten, konflikthafte Situationen aktiv zu bewältigen, sowie seine Erfahrungen, in Konfliktsituationen auf Alkohol zurückzugreifen. Aufgrund der hohen Belastung verspürt er das Bedürfnis zu trinken. Geht er diesem Bedürfnis nach (R), wäre die kurzfristige positive Konsequenz (C+) eine empfundene Entlastung, Entspannung und eine Verbesserung seiner Emotionen, die langfristige negative Konsequenz (C-) wären vielleicht Selbstvorwürfe, ein Gefühl des Versagens sowie die erneute Erfahrung, dass er sich der Situation ohne Alkohol nicht gewachsen fühlt.

Dieses Schema eignet sich oft sehr gut zur Erklärung von dysfunktionalem Verhalten, da es die kurzfristigen positiven Konsequenzen, die das Verhalten verursachen, mit einbezieht. Besonders in der Gesundheitsförderung und -prävention ist es eine gute Heuristik zur Erklärung von Problem- und Risikoverhalten. Im Ausblick auf die Intervention könnte dann in einem nächsten Schritt versucht werden, die kurzfristigen positiven Konsequenzen durch andere Maßnahmen herzustellen, um das Problemverhalten gewissermaßen überflüssig zu machen.

Grundsätzlich unterscheidet man bei der Entstehung psychischer Störungen zwischen Risiko- bzw. pathogenen sowie Schutzfaktoren. Risikofaktoren können eine gewisse Anfälligkeit für eine Störung verursachen, sie können auslösend oder – wenn eine Störung bereits aufgetreten ist – aufrechterhaltend wirken. Außerdem können sie internal (innerhalb einer Person liegend, z.B. geringe Bewältigungsmechanismen) oder external (im Umfeld der Person liegend, z.B. soziale Isolation) sein. Ist das Verhältnis zugunsten der Risikofaktoren unausgeglichen, kann es zur Entstehung einer psychischen Störung kommen.

Neben diesen störungsübergreifenden Konzepten gibt es auch störungsspezifische, z.B. für das Entstehen von Panikstörungen (Schneider & Margraf 1998), einer Posttraumatischen Belastungsstörung (Ehlers & Clark 2000) oder von Depressionen (Lewinsohn 1974).

(3) Interventionskonzept
Allgemeine Zielsetzung – Das Interventionskonzept der Verhaltensmodifikation umfasst zum einen übergreifende Strategien sowie einzelne Methoden und Techniken, die bei spezifischen Problembereichen zur Anwendung kommen.

Die allgemeine Zielsetzung liegt in einer Verminderung der Symptome bzw. der Probleme der KlientInnen sowie im Aufbau von Kompetenzen, die eine selbstständige Bewältigung der Anforderungen gewährleisten sollen. KlientInnen sollen Lösungswege aufgezeigt bekommen und diese in ihrem Alltag eigenständig einüben und integrieren.

1 Theoretische Grundlagen

Ein wesentlicher Punkt in der Verhaltensmodifikation ist das gemeinsame Festlegen von realistischen Zielen. Dies dient zum einen der gemeinsamen Auftragsklärung, zum anderen sollen die KlientInnen in ihrer aktiven Rolle gestärkt werden und die Ziele sowie die Verantwortung für deren Erreichen mit übernehmen. Zum anderen lässt sich der in der Verhaltensmodifikation übergreifende Wunsch nach empirischer Belegbarkeit auch auf diese Ebene übertragen, indem das Erreichen der festgelegten Ziele im Prozess immer wieder überprüft werden und die Planung weiterer Schritte ggf. angepasst werden kann.

Ebenfalls am Beginn einer Verhaltensmodifikation steht die individuelle Problem- und Verhaltensanalyse. Wie oben beschrieben, gibt es kein einheitliches Störungskonzept, sondern es wird mit den KlientInnen zusammen ein individuelles Konzept erarbeitet, aus dem sich die weitere Planung ableiten lässt. Dies geschieht zum einen mittels der sogenannten „horizontalen Verhaltensanalyse", wie sie oben im Rahmen der SOR(K)C-Analyse dargestellt wurde. Zudem lässt sich eine „vertikale Verhaltensanalyse", die Plananalyse nach Caspar (2007), erstellen, mittels derer das Beziehungsverhalten der KlientInnen der Befriedigung ihrer Grundbedürfnisse zugeordnet wird. Neben den Verhaltensanalysen wird versucht, bedeutsame lebensgeschichtliche Ereignisse und Lernprozesse in den Kontext der Problematik einzubetten. Schließlich können den KlientInnen störungsspezifische Entstehungskonzepte vorgestellt und auf sie abgestimmt werden. Die Verhaltens- und Bedingungsanalyse stellt jedoch nicht nur zu Beginn der Verhaltensmodifikation ein wichtiges Instrument dar, auch während des weiteren Prozesses wird sie immer wieder genutzt, um mögliche dysfunktionale Verhaltensweisen aufzudecken.

Methoden – Da heute im Rahmen der Verhaltenstherapie nicht mehr eindeutig zwischen verhaltensbezogenen und kognitiven Techniken und Methoden getrennt wird, finden beide in der Praxis Anwendung. Gerade in den letzen Jahren wurde der Rahmen der Verhaltenstherapie um einige Aspekte ergänzt (z.B. Achtsamkeitstraining, Entspannungsverfahren, Imaginationstechniken, Schematherapie, Acceptance- und Commitment-Therapie etc.), sodass eine vollständige Aufzählung an dieser Stelle nicht möglich ist. Stattdessen sollen hier einige repräsentative Techniken dargestellt werden, die auch in der verhaltensorientierten Beratung genutzt werden können:

(a) Selbstbeobachtung: Selbstbeobachtung stellt oft die erste Stufe eines Veränderungsprozesses dar (Reinecker 1999). Aus diesem Grund wird dieses Instrument sehr häufig in der Verhaltensmodifikation eingesetzt. So werden z.B. Beobachtungsprotokolle eingeführt, die helfen, das eigene Verhalten zu

reflektieren und mit anderen Variablen (z.B. Emotionen) in Zusammenhang zu bringen. Neben der Erfassung des eigenen Verhaltens können Selbstbeobachtungsinstrumente wie Tages- oder Wochenprotokolle auch helfen, zukünftiges Verhalten zu planen und umzusetzen.

(b) Verstärkung: Diese Methode geht auf die Annahme zurück, dass Verhalten häufiger ausgeführt wird, wenn es positive Konsequenzen nach sich zieht. Aus diesem Grund ist es schon bei der Gestaltung der Arbeitsbeziehung wichtig, Bemühungen und Anstrengungen der KlientInnen durch Lob und Anerkennung zu verstärken. Das Konzept der Verstärkung kann auch mit den KlientInnen erarbeitet werden, um ihnen zu helfen, sich für Aktivitäten selbst zu verstärken und somit das eigene erwünschte Verhalten eher auszuführen.

(c) Konfrontation: Diese Methode wird klassischerweise bei Angstproblematiken angewendet und meint die Konfrontation der KlientInnen mit dem Angst auslösenden Reiz (z.B. Höhe). Man unterscheidet zwischen gradueller (Schwierigkeitsgrad steigt kontinuierlich) und massierter (Schwierigkeitsgrad zu Beginn sehr hoch) Konfrontation, sowie zwischen Konfrontation in vivo (in der Realität) und in sensu (in der Vorstellung). Konfrontationsbehandlungen sind sehr erfolgreich, müssen jedoch vorher genau geplant und durchgesprochen werden, weil sie für die KlientInnen eine starke Belastung darstellen.

(d) Grundüberzeugungen ändern: Diese kognitive Methode findet besonders bei der Behandlung von Depressionen ihre Anwendung (Beck 1999) und besteht darin, negative Denkschemata und automatische Gedanken (z.B. „Ich bin vollkommen wertlos") zu identifizieren und zu überdenken mit dem Ziel, diese durch funktionalere Gedanken zu ersetzen. Dies kann mit verschiedenen Techniken geschehen, wie z.B. dem sokratischen Dialog, dem Zusammentragen von Vor- und Nachteilen, einem Rollenspiel oder dem Auffinden von alternativen Erklärungen. In der Veränderung von ungünstigem Gesundheitsverhalten kann es hilfreich sein, zu hinterfragen, warum KlientInnen z.B. von sich selbst denken, „das schaffe ich nicht" etc.

(e) Hausaufgaben: Um die Effekte der Beratung möglichst zu vergrößern und um den Transfer in den Alltag der KlientInnen zu gewährleisten, sind Hausaufgaben ein wichtiger Bestandteil der Verhaltensmodifikation. Sie können darin bestehen, das eigene Verhalten zu erfassen (s. Selbstbeobachtung) oder Verhaltens- und Realitätstests durchzuführen. So können Annahmen der KlientInnen durch Ausprobieren auf ihre Folgerichtigkeit hin im Alltag überprüft werden. Bei den Hausaufgaben ist darauf zu achten, dass die KlientInnen selbst aktive

Gestalter bleiben und ihre Rolle im Prozess der Verhaltensmodifikation betont wird.

(4) Bedeutung der verhaltensorientierten Ansätze in der Gesundheitsberatung und -förderung
Verhaltensorientierte Techniken spielen eine große Rolle in der Gesundheitsberatung und -förderung, da sie in verschiedenen Bereichen ansetzen, die hier von Belang sind. Der Fokus liegt hierbei nicht nur auf der Vermeidung von Krankheit, sondern explizit auch auf der aktiven Gesundheitsförderung (Basler 1992). In verschiedenen Programmen z.b. zur Rauchentwöhnung, zur Ernährungsumstellung (Diedrichsen 2003) etc. werden verhaltensorientierte Techniken angewendet. Außerdem kommen hier auch Methoden zur Förderung von Veränderungsmotivation zum Tragen (Michalak & Vielhaber 1996).

1.2.3 Personzentrierte Ansätze der Beratung

(1) Kernaussagen
Der Ansatz der Personzentrierten Beratung und Therapie von C.R. Rogers (1902–1987) (Rogers 1942, 1959, 1961, 1970, 1983) spielt in der psychosozialen Beratung sowie in der Psychotherapie eine tragende Rolle (vgl. z.B. Groddeck 2002).

Kernaussagen und Grundannahmen der Personzentrierten Beratung sind in der Fachliteratur zur psychosozialen Beratung (z.B. Steinebach 2006, Straumann 2007, Weinberger 2008) wie zur Klinischen Psychologie und Psychotherapie (z.B. Biermann et al. 2003, Bommert 1993, Butcher et al. 2009, Davison et al. 2007, Finke 2009, Frenzel et al. 2001, Kriz 2007, Tausch & Tausch 1990, Zielke 1986) über viele Jahrzehnte hinweg umfassend beschrieben und diskutiert worden. Sie sind für die Ausbildung aller im Bereich der psychosozialen und gesundheitlichen Versorgung tätigen Fachkräfte von großer Bedeutung und lassen sich wie folgt zusammenfassen, wobei die Entwicklung von der „nicht-direktiven Beratung" über die „Klientenzentrierte" zur „Personzentrierten Psychotherapie" hier vernachlässigt werden muss:
- Der Mensch ist von Natur aus positiv und prosozial orientiert, er kann zukunftsorientiert und rational handeln.
- Der Mensch hat ein Grundbedürfnis nach positiver Wertschätzung durch Andere wie durch sich selbst.
- Das menschliche Verhalten wird durch seine Tendenz zur Selbstaktualisierung bestimmt. Diese drängt den Menschen dazu, seine Fähigkeiten im Rahmen seiner Möglichkeiten in optimaler Weise zu entfalten.

1 Theoretische Grundlagen

- Wahrnehmungen und Erfahrungen sind grundsätzlich dem Bewusstsein zugänglich.
- Voraussetzung für die Selbstaktualisierung ist ein ungestörtes Selbstkonzept („Kongruenz"). Bei einem gestörten Selbstkonzept („Inkongruenz") werden Wahrnehmungs- und Erlebensinhalte verzerrt oder ignoriert.
- Durch die Förderung der Selbstexploration kann dieses Ignorieren und Verzerren von Wahrnehmungen und Erfahrungen überwunden werden und die Persönlichkeitsentwicklung bzw. -entfaltung kann gefördert werden.
- Wesentliche Bedingung hierfür ist das Beziehungsangebot des Beratenden, das durch die Realisierung förderlicher Beratervariablen in der Beziehungsgestaltung erfahrbar wird: Akzeptanz und positive Wertschätzung („Wärme"), Kongruenz („Echtheit") und Empathie („einfühlendes Verstehen").
- In Abgrenzung zu anderen Ansätzen ist davon auszugehen, dass für die Entwicklungsförderung Erinnerungen nicht gedeutet oder interpretiert werden müssen. Annahmen über spezifische Persönlichkeitsstrukturen oder Übertragungsprozesse sind als spekulativ zu bewerten und für den Veränderungsprozess nicht erforderlich.
- Der Beratungsprozess ist empirisch evaluierbar.

(2) Grundkonzepte
Menschenbild – Das Individuum ist der zentrale Gegenstand dieses Ansatzes. Dabei wird der Mensch als von Natur aus positiv und prosozial, zukunftsorientiert und selbstregulativ konzeptualisiert. Voraussetzung hierfür sind förderliche Entwicklungsbedingungen, die ein freies Entfalten der Persönlichkeit ermöglichen.

Der Mensch hat die grundlegende Tendenz, sich selbst zu verwirklichen, sich weiterzuentwickeln und zu entfalten. Dies wird als Selbstaktualisierungstendenz bezeichnet.

Unter ungünstigen Bedingungen kann der Mensch nicht seiner Natur gemäß agieren, es kommt zu irrationalen, destruktiven und antisozialen Verhaltensweisen. Diese Bedingungen blockieren die Selbstaktualisierung. Es kommt zur Entfremdung oder Inkongruenz, d.h., der Mensch ist sich selbst fremd, er kennt seine eigenen Bedürfnisse nicht und/oder kann diese nicht akzeptieren. In Beziehungen mit Anderen fühlt er sich fremd und mitunter funktionalisiert.

Die bedingungslose Akzeptanz und positive Wertschätzung durch die Beratungskraft fördern die Selbstakzeptanz und verringern die Entfremdung.

1 Theoretische Grundlagen

Störungskonzept – Aktuelle Problemlagen liegen nach dem Personzentrierten Ansatz in einem gestörten Selbstkonzept begründet (s.o.). Das Selbstkonzept bestimmt, wie ich mich selbst wahrnehme und wie ich vermute, dass mich die Anderen wahrnehmen. Es setzt sich zusammen aus der Bewertung des eigenen Wissens und Könnens sowie der sozialen Beziehungen und der Beziehungen zur Umwelt im Allgemeinen. Es entwickelt sich durch alle persönlichen Erfahrungen, die eine Person mit sich selbst und der Umwelt macht. Dabei wird zwischen einem Real- und einem Idealselbst, das die Ziele und Ideale der Person repräsentiert, unterschieden.

Bei einem gestörten Selbstkonzept können nicht alle Wahrnehmungen und Erfahrungen zugelassen werden. Es kommt zum Ignorieren oder zu Fehldeutungen und Verzerrungen. Bei einem gestörten Selbstkonzept liegen Ideal- und Realselbst sehr weit auseinander.

(3) Interventionskonzept
Allgemeine Zielsetzung – Allgemeine Zielsetzung der Personzentrierten Beratung nach Rogers ist die Förderung der Persönlichkeitsentwicklung hin zu einer sog. „fully functioning person" oder einer „integrierten, voll funktionsfähigen Persönlichkeit". Diese ist in der Lage,
- die Realität unverzerrt wahrzunehmen und die Informationen, die sie wahrnimmt, auch zu nutzen,
- alle Gefühle zu erleben, statt Angst vor den eigenen Gefühlen zu haben,
- alle ihre Gefühle und Reaktionen zu akzeptieren und offen für neue Erfahrungen zu sein,
- ihr Selbstbild mit ihren Erfahrungen in Einklang zu bringen,
- sich selbst wertzuschätzen, sich selbst zu werden und zu entdecken, dass man ein gesundes und soziales Wesen ist,
- je nach situativen Bedingungen ein effektives und situationsangepasstes Verhalten auszuwählen und reife, befriedigende soziale Beziehungen zu führen.

In klinischen Kontexten bzw. bei psychosozialen und gesundheitlichen Problemlagen bezweckt eine Klientenzentrierte Beratung (Schnura & Sandrowski 2007)
- eine emotionale Entlastung – und durch das Äußern von Gefühlen
- Einsicht in die Beschaffenheit der aktuellen Problemlage,
- die Verringerung der Spannungen der Selbstentfremdung oder Inkongruenz durch Annäherung von Real- und Idealselbst sowie
- „Empowerment" zu selbstbestimmten Entscheidungen,

um so aktuelle Problemlagen besser zu bewältigen und soziale Beziehungen effektiver gestalten zu können.

Methoden – Die genannten Ziele können durch die spezifischen Bedingungen und Methoden der Personzentrierten Beratung erreicht werden. Diese werden auch als Basis- oder Kernvariablen bezeichnet und können in Anlehnung an die einschlägige Fachliteratur (z.b. Nestmann et al. 2007a, Nestmann et al. 2007b u.v.m., s.o.) so beschrieben werden:

Empathie: Diese Variable bezeichnet nicht-wertendes, einfühlendes Verstehen. Die Beratenden müssen sich in die subjektive Innenwelt der KlientInnen einfühlen, quasi „in die Haut des/der KlientIn schlüpfen". Dieses „einfühlende Verstehen" versetzt die Beratenden in die Lage, die Gefühle der KlientInnen wahrzunehmen, zu verstehen und schließlich diese den KlientInnen rückzumelden, d.h. „spiegeln" zu können. Dadurch werden die KlientInnen unterstützt, ihre Gefühle ebenfalls vermehrt wahrzunehmen und zuzulassen, um so mehr Selbstvertrauen zu gewinnen. Hilfreich ist dabei, wenn die Beratenden versuchen, die Sprache der KlientInnen aufzugreifen. Diese Variable wird auch als „Verbalisierung emotionaler Erlebnisinhalte" (VEE) bezeichnet. Operationalisiert wurde sie in der Skala „Einfühlendes Verstehen" (Tausch & Tausch 1998) sowie im Bonner Fragebogen für Therapie und Beratung BFTB (Fuchs et al. 2003).

Akzeptanz: Mit dieser Variablen ist positive Wertschätzung und emotionale Wärme, die nicht an Bedingungen geknüpft ist, gemeint. Das bedeutet, dass der/die KlientIn als Person, seine/ihre Gedanken, Gefühle sowie Verhalten durch die Beratenden nicht bewertet werden. Diese Variable wurde von Tausch & Tausch (1998) in der Skala „Achtung-Wärme-Rücksichtnahme von Person zu Person" bzw. von Fuchs et al. (2003) in der Skala „Wertschätzung" operationalisiert. Nimmt der Beratende bei sich Abweichungen von der bedingungsfreien Anerkennung wahr, so kann dies zu einem besseren Verstehen beitragen, wenn diese Wahrnehmungen in der Selbstreflexion oder Supervision geklärt werden.

Selbstkongruenz: Diese Variable wird auch als Echtheit (Skala „Echtheit einer Person", Tausch & Tausch 1998; Skala „Echtheit", Fuchs et al. 2003) bezeichnet, d.h., die Beratenden sind sich ihrer Wahrnehmungen und Gefühle bewusst, ohne alle Gedanken und Gefühle zu verbalisieren. Sie versuchen, ganz sie selbst zu sein; ihr Verhalten stimmt mit ihren Gedanken und Gefühlen überein. Rogers meint dabei eine „genaue Entsprechung von Erfahrung, Bewusstsein und Kommunikation". Tausch & Tausch (1998) definieren etwas anders, nämlich: „Äußerungen, Verhalten, Maßnahmen, Gestik und Mimik einer Person stimmen mit ihrem inneren Erleben, ihrem Denken überein".

Non-Direktivität: Außer den genannten Skalen haben Tausch & Tausch (1998) ergänzend die Skala „Fördernde nicht-dirigierende Tätigkeit von Person zu Person" eingeführt, die sich inhaltlich aus der Grundhaltung des Personenzentrierten Ansatzes ableiten lässt. Non-Direktivität bedeutet, dass Beratende die KlientInnen dabei unterstützen, eigene Lösungen zu finden und Entscheidungen selbst zu treffen.

Durch die beschriebenen Variablen wird der Selbstexplorationsprozess der KlientInnen gefördert. Sie können ihre Gefühle besser äußern und fühlen sich erleichtert. Sie können neue Einsichten in die Art ihrer Probleme gewinnen. Dies ist Voraussetzung dafür, eigenständig Lösungen für die Bewältigung der Lebensprobleme zu entwickeln. KlientInnen können Beziehungen effektiver gestalten, emotionale Spannungen verringern und für sie wichtige Entscheidungen selbst treffen (Schnura & Sandrowski 2007).

Die Haltung der Beratenden ist auf die KlientInnen zentriert. Sie nehmen Anteil und fühlen sich in die Welt der KlientInnen ein, sind den KlientInnen zugewandt und akzeptieren alle Äußerungen. Sie verhalten sich nicht-direktiv, d.h., sie unterstützen die KlientInnen, ihre eigenen Lösungen zu finden und selbstständig zu entscheiden (s.o.). Dies bedeutet auch, dass der Gegenstand des Beratungsgesprächs im Wesentlichen von den KlientInnen selbst bestimmt wird.

Prozess – Der Motor des Veränderungsprozesses ist die Tendenz zur Selbstaktualisierung, die jedem Menschen innewohnt. Diese Tendenz wird durch die o.g. Variablen gefördert. Im Verlauf des Personzentrierten Beratungsprozesses wird die Wahrnehmung der Gefühle differenzierter. Die KlientInnen erleben sich als weniger distanziert. Das eigene Persönlichkeitskonstrukt wird als ganzheitlich und weniger starr wahrgenommen. Die KlientInnen können sich über ihr Erleben und Fühlen unmittelbar äußern, sie fühlen sich für ihre Probleme verantwortlich und leben befriedigende zwischenmenschliche Beziehungen, anstatt diese zu vermeiden.

Im Beratungsprozess können – in Anlehnung u.a. an Schnura und Sandrowski (2007) – unterschiedliche Phasen durchschritten werden:

1 Theoretische Grundlagen

Anfangsphase
- Die Beratenden machen ein Beziehungsangebot und vermitteln Verständnis für die spezifische Problemlage des Klientels.
- Die KlientInnen können nicht alle Wahrnehmungen und Erfahrungen zulassen. Ideal- und Realselbst stehen weit auseinander.

Zwischenphasen
- Die Beratenden vermitteln bedingungslose Akzeptanz für die aktuelle Problemlage und die damit verbundenen Gedanken, Gefühle und Verhaltensweisen des Klientels. Durch diese Akzeptanz, aber auch die Selbstkongruenz und das einfühlende Verstehen unterstützen die Beratenden die Selbstexploration der KlientInnen.
- Die KlientInnen entwickeln ein Verständnis dafür, wie die Problemlage entstanden ist, und beginnen, eigene Anteile an der Problematik zu verstehen. Ihnen gelingt es zunehmend, differenziertere Gefühle und Empfindungen zum Ausdruck zu bringen.
- Die KlientInnen lernen, die Problemlage zu akzeptieren und die damit verbundenen Gedanken und Gefühle zuzulassen. Sie können die Problemlage differenzierter bewerten und mit den selbst entwickelten Lösungsstrategien bewältigen.

Endphase
- Die KlientInnen können Gefühle unmittelbar und differenziert wahrnehmen, haben Vertrauen in sich selbst entwickelt. Ideal- und Realbild stimmen überein; sie können sein, wie sie sind.

(4) Die Bedeutung des Personzentrierten Ansatzes für die Beratung in der Gesundheitsförderung

Grundsätzlich ist darauf hinzuweisen, dass die Wirksamkeit der beschriebenen Basisvariablen empirisch fundiert ist (Grawe et al. 1994). Sie finden sich in allen wesentlichen Therapie- und Beratungsformen wieder.

Daraus ist abzuleiten, dass die beschriebenen Basisvariablen auch in der Gesundheitsförderung eine wichtige Voraussetzung für die Anregung von Veränderungsprozessen darstellen. Im Sinne einer Beratungsmethodologie sind sie sehr breit, d.h. bei vielen Fragestellungen einsetzbar, und führen in sehr kurzer Zeit (a) zu positiven Beratungseffekten wie beispielsweise emotionaler Entlastung (z.B. bei der Bewältigung von belastenden chronischen Erkrankungen), (b) zur Erleichterung von Entscheidungsprozessen (z.B. für oder gegen eine bestimmte Therapie oder Rehabilitationsmaßnahme) oder (c) zur Einsicht

1 Theoretische Grundlagen

hinsichtlich eigener Anteile an der Bedingtheit aktueller Problemlagen (z.B. Übergewicht, Suchtverhalten).

Der Ansatz der Personzentrierten Beratung kommt an seine Grenzen, wenn KlientInnen wenig motiviert sind oder sich nicht ausreichend sprachlich ausdrücken können. Auch für Personen, die konkrete Hilfestellungen oder Informationen benötigen, und wenn akuter Handlungsbedarf besteht, ist dieser Ansatz allein nicht ausreichend.

Schließlich ist darauf hinzuweisen, dass die Personzentrierte Gesprächspsychotherapie insbesondere deshalb kritisiert wird, weil keine Aussagen zur differenziellen Indikation getroffen werden können und kein störungsspezifisches Ätiologiekonzept vorgelegt wird. Daher gehört diese Psychotherapiemethode nicht zu den Richtlinienverfahren der psychologischen und medizinischen Psychotherapie. Für die Beratung in Kontexten der Gesundheitsförderung ist die Erfüllung solcher Kriterien allerdings zwingend erforderlich.

Eine Kontaktadresse zur Ausbildung in Personzentrierter Beratung, nämlich die Gesellschaft für wissenschaftliche Gesprächspsychotherapie e.V., findet sich unter „Kontakte".

1.2.4 Systemische Ansätze der Beratung

Die systemischen Beratungsansätze (vgl. Ludewig 1997, Mücke 2009, Schlippe & Schweizer 2009) können als nunmehr vierte Gruppe sog. klassischer Beratungs- und Interventionskonzepte neben den bisher genannten verstanden werden. Anders als bei allen bisherigen Ansätzen liegt der Fokus der systemischen Beratung auf dem System, in das die Ratsuchenden eingebunden sind, und den dort stattfindenden interpersonalen psychischen Prozessen. Diese Prozesse werden durch die ständige Kommunikation zwischen den Individuen des Systems maßgeblich gestaltet (Nußbeck 2010). Die systemische Beratung kann als konsequente Weiterentwicklung der systemischen Familientherapie (Brand-Nebehay et al. 1998, Papp 1989) verstanden werden, die insbesondere in der Erziehungs- und Familienberatung zu verorten ist (Zander & Knorr 2003). Auch in der Team- und Organisationsberatung kommt den systemischen Ansätzen eine ganz besondere Bedeutung zu (Brunner 2007).

Die theoretischen Grundlagen systemischer Beratung liegen in konstruktivistischen Modellen und den Systemtheorien in der Tradition von Bertalanffy und Luhmann (Bertalanffy 1984, Kriz 1999, Luhmann 1987, 2009). Darüber hinaus ist die systemische Beratung in den sog. humanistischen Ansätzen zu verorten, bei denen die Persönlichkeitsentwicklung und -entfaltung, also eine wachstumsorientierte Sichtweise, im Mittelpunkt steht (vgl. Quitman 1996).

Auf die weitere Ausdifferenzierung der systemischen Ansätze in klassische (z.B. strukturelle oder strategische Familientherapie) sowie konstruktivistische kann an dieser Stelle nicht eingegangen werden (vgl. Nußbeck 2010, Schmidt & Vierzigmann 2006, Warschburger 2009).

(1) Kernaussagen
Kernaussagen und Grundannahmen der systemischen Beratung können wie folgt zusammengefasst werden (Brunner 2007, Mücke 2009):
- Der Mensch ist von Natur aus gut und trägt alle Anlagen, um sich voll zu entfalten, in sich (vgl. Personzentrierte Ansätze).
- Das Erleben und Verhalten des Menschen ist abhängig von dem sozialen System, in das er sich eingebettet fühlt, und ist auf den jeweiligen sozialen Kontext zu beziehen.
- Die subjektive Wirklichkeit des Individuums innerhalb eines sozialen Systems ist konstruiert, d.h., es gibt keine „objektive" Wirklichkeit.
- Durch die Sprache kann der Mensch versuchen, seine subjektive Wirklichkeit anderen verständlich zu machen und die Wirklichkeit anderer zu verstehen.
- Unter ungünstigen Bedingungen kann die Selbstentfaltung und Selbstentwicklung des Menschen zu einem gesunden Individuum behindert werden.
- Lebende Systeme sind ständigen Veränderungsprozessen unterworfen.
- Veränderungen im Verhalten eines Individuums können zu weitreichenden Veränderungen im System führen.
- Anstatt lineare Ursache-Wirkungs-Zusammenhänge zu analysieren, sind die Wechselwirkungen zwischen den Einzelelementen eines Systems für das Beschreiben, Erklären und Lösen von Problemen relevant.

(2) Grundkonzepte
Menschenbild – Der Mensch ist ein freies Individuum und in verschiedene Systeme einbezogen (Mücke 2009). Er konstruiert seine subjektive Realität. Die Sprache ist dabei ein wichtiges Hilfsmittel, um die subjektiven Realitäten verständlich zu machen. Gemäß dem an Wachstum orientierten humanistischen Menschenbild trägt der Mensch alle Anlagen in sich, um sich vollständig zu entfalten. Handlungsleitend sind, wie in der Personzentrierten Beratung, die Akzeptanz und der Respekt gegenüber den Mitmenschen.

Störungskonzept – Problemlagen werden als Störung des gesamten Systems (z.B. Familie, Paar, Kollegium) in der Anpassung an die Umwelt verstanden, nicht als einfacher linearer Ursache-Wirkungs-Zusammenhang. Die Probleme sind das Ergebnis der Wechselwirkungen zwischen den verschiedenen Menschen eines jeweiligen sozialen Systems (Mücke 2009). Individuelle Symptome sind also lediglich Ausdruck ungünstiger Beziehungs- und Kommunikationsmuster im System, das in ein Ungleichgewicht geraten ist. Das Individuum, das sich in einer bestimmten Problemlage befindet, ist nur Symptomträger. Dabei interessiert weniger, wie diese Problemlage entstanden ist, sondern wie sie aufrechterhalten wird.

(3) Interventionskonzept
(a) Ziele und Interventionsprinzipien:
Ziel der Interventionen im Rahmen der systemischen Beratung ist eine Neugestaltung oder Rekonstruktion der subjektiven Wirklichkeiten, und zwar auf kognitiver wie auf der Verhaltensebene (Mücke 2009). Ziel ist es, mit allen Beteiligten Lösungsmöglichkeiten zu erarbeiten, bei denen alle vorhandenen Ressourcen genutzt werden können (Schlippe & Schweizer 2010).

Durch bestimmte Fragetechniken wird das soziale wie das individuelle innerpsychische System in eine inter- und intrapsychische Konfliktsituation gebracht. Dieser Konflikt regt die Veränderungskräfte an, Ressourcen und Kompetenzen zu aktivieren, um sich entsprechend umzuorganisieren. Um wieder ins Gleichgewicht zu kommen, wird das kognitive System restrukturiert. Dies ist vergleichbar mit dem Äquilibrationsmodell nach Jean Piaget (vgl. Oerter & Montada 2008) in dem Entwicklungs- und Veränderungsprozesse durch kognitive Konflikte angeregt werden.

Allerdings geht man hier nicht von einem linearen Zusammenhang zwischen Intervention und Veränderung aus. Vielmehr wird das Prinzip verfolgt, dass die Interventionen der Beratenden die Handlungsmöglichkeiten aller Beteiligten erweitern sollen, um so das System in seiner Reorganisation zu unterstützen.

Die Grundhaltung der Beratenden ist geprägt durch Akzeptanz und Wertschätzung sowie durch eine Position der „Allparteilichkeit" (Nußbeck 2010). Diese ist gekennzeichnet durch Neutralität in Bezug auf (a) die Verantwortung für die Prozesse, (b) die Veränderung des Systems sowie auf (c) die Beziehung zu den einzelnen Mitgliedern des Systems. Ähnlich wie in den Personzentrierten Ansätzen sind BeraterInnen verantwortlich für die Schaffung günstiger Rahmenbedingungen, in denen Veränderung möglich wird.

(b) Methoden und Interventionsstrategien
In der systemischen Beratung wurden eine Reihe spezifischer Fragetechniken entwickelt, die z.T. auch bei den lösungs- und ressourcenorientierten Ansätzen (s.u., Kap. 1.2.5) zur Anwendung kommen (Berg 2010, Böckem 2008, Hargens 2006, Klein & Kannicht 2009, Schlippe & Schweizer 2010). Die-

se Methoden beziehen sich alle auf das soziale System. Sie zielen auf eine Veränderung der Kommunikationsmuster ab, indem die aktuelle Situation veranschaulicht wird und Änderungspotentiale ausgelotet werden. Ähnlich wie bei den verhaltensorientierten Ansätzen der Beratung dient das diagnostische Vorgehen gleichzeitig der Intervention, also der Veränderung. Im Folgenden werden einige typische Methoden konkretisiert:

Zirkuläres Fragen – Beim zirkulären Fragen („um die Ecke Fragen", Schlippe & Schweizer 2010) sollen die einzelnen Mitglieder des Systems darstellen, wie ein anderes Mitglied über ein drittes denkt (vgl. Nußbeck 2010). Damit werden unterschiedliche Perspektiven und Wirklichkeitskonstruktionen sichtbar und man erhält differenziertere Informationen über die Beziehungsmuster innerhalb des Systems als mit einfachen direkten Fragen an Einzelmitglieder. Unter Beibehaltung der Neutralität der Beratungspersonen lassen sich verschiedene Hypothesen für die Funktionsweise des Systems prüfen und Lösungen erarbeiten. Beziehungsunterschiede zwischen den Mitgliedern werden offengelegt und metakommunikative Prozesse werden angeregt. Verhaltensweisen einzelner Systemmitglieder können in Beziehungskontexte innerhalb des Systems gestellt und so besser verstanden werden. Dabei werden verschiedene Formen des zirkulären Fragens unterschieden, z.B.:

- Fragen nach den spezifischen Bedingungen oder Sichtweisen jedes Einzelnen des Systems,
- Übereinstimmungsfragen hinsichtlich Zustimmung oder Ablehnung zu bestimmten Statements der Mitglieder des Systems,
- Fragen zu möglichen Konsequenzen und Folgen für Gegenwart und Zukunft,
- Fragen bezüglich des Vergleichs von Subsystemen (z.B. Vater-Mutter versus Kinder),
- Klassifikations-, Skalierungs- oder sog. Prozentfragen, um Unterschiede in den Sichtweisen und Beziehungen der einzelnen Mitglieder zu verdeutlichen (z.B. hinsichtlich des Leidensdruckes, der Veränderungsbereitschaft etc.).

Hypothetische Fragen und Möglichkeitskonstruktionen – Durch diese Art von Fragetechniken können KlientInnen neue Sichtweisen, Lösungen oder alternative Verhaltensweisen erproben, ohne dass diese zu bedrohlich werden. Es lässt sich auch die Funktion, die die aktuelle Problematik in dem System hat, aufdecken (s.u.). Diese Fragetechnik wurde auch in der lösungsorientierten Beratung aufgegriffen (s.u.).

1 Theoretische Grundlagen

Reframing – Hier wird die aktuelle Problematik in einen anderen Rahmen gestellt, sodass andere Bedeutungen und Interpretationen möglich werden. Durch diese Umdeutung können die Systemmitglieder ebenfalls erkennen, welche aufrechterhaltende Funktion die aktuelle Problematik im System erfüllt. Aus der Diskrepanz zwischen der früheren Bewertung und der neuen Sichtweise entsteht ein kognitiver Konflikt, durch den Entwicklung und Veränderung ausgelöst wird (s.o.).

Genogramm – Hier werden komplexe strukturelle und funktionale Aspekte i.d.R. eines bestimmten Familiensystems zum besseren Verständnis formalisiert und meist graphisch dargestellt.

Team- und Familienskulpturen – Bei der Methode der Team- und Familienskulpturen, die auf Virginia Satir (vgl. z.B. Satir et al. 2000) zurückgeht, werden die intrafamiliären bzw. systemimmanenten Beziehungen in Körperhaltung und Position zueinander dargestellt. Dabei sind der räumliche Abstand und die Höhe sowie Mimik und Gestik von Bedeutung. Die Familienskulptur ist nicht statisch, sondern kann verändert werden, um Entwicklungsmöglichkeiten oder -ziele zu erproben.

Paradoxe Interventionen oder Symptomverschreibungen – Hier wird der sog. Symptomträger gebeten, das problematische Verhalten zu verstärken. Man geht davon aus, dass wenn der/die KlientIn sein/ihr Verhalten verstärken, er/sie es auch abschwächen und damit kontrollieren kann. Diese Methode findet sich auch in sog. Provokationstherapien, z.B. nach Frank Farelly (Farelly & Brandsma 2008).

Weitere Methoden, wie Hausaufgaben, Geschichtenerzählen, Reflecting Team, Verordnung von Ritualen, sind in den einschlägigen Lehrwerken beschrieben (z.B. Mücke 2009, Nußbeck 2010, Schlippe & Schweizer 2010).

(c) Setting und Prozess
Die systemische Beratung kann als Einzel- oder Gruppenberatung durchgeführt werden. Ähnlich wie bei der Personzentrierten Beratung ist zu Beginn des Beratungsprozesses grundsätzlich von Bedeutung, den Ratsuchenden zu vermitteln, dass ihr Problem verstanden wird. Des Weiteren werden Kontext und Auftrag geklärt (vgl. Mücke 2009). Hier stehen folgende Fragen im Vordergrund:
- Warum kommt der/die KlientIn gerade jetzt?
- Warum kommt der/die KlientIn zu dieser bestimmten Beratungskraft?

1 Theoretische Grundlagen

- Welche impliziten und expliziten Erwartungen aller Beteiligten sind an die Beratung und die Beratungskraft geknüpft und welche Ziele werden verfolgt?
- Wer hat den/die KlientIn weiterverwiesen?
- Welche Lösungsversuche wurden vom/von der KlientIn bereits unternommen, mit welchen Ergebnissen?
- Welche spezifischen Vorerfahrungen bestehen mit Interventionen im Rahmen der psychosozialen Versorgung?
- Wer ist aktuell auf professioneller Ebene in die Problematik involviert?

In den folgenden Beratungssitzungen werden durch die oben beschriebenen Methoden Veränderungen des Systems angeregt. Die verschiedenen Fragetechniken lenken die Aufmerksamkeit immer wieder auf mögliche Lösungen bzw. auf die Entwicklung neuer Perspektiven (vgl. lösungsorientierte Ansätze, s.u.). Der wesentliche Transfer in den Lebensalltag der KlientInnen bzw. der Mitglieder der Systeme findet zwischen den einzelnen Beratungsterminen statt.

Nach Mücke (2009) sollte eine Beratung dann beendet sein, wenn KlientInnen sich zu einem überwiegenden Teil (d.h. zu 70–80%) wohlfühlen bzw. das Problem als gelöst ansehen. Alle weiteren Schritte können von den KlientInnen alleine gegangen werden. Bei der eigentlichen Verabschiedung wird i.d.R. ein Abschlusskommentar mit Anregungen, Aufgaben oder kritischen Hypothesen gegeben (Mücke 2009). Mitunter werden im Sinne eines Followups weitere Gespräche angeboten, in denen Veränderungen oder die Tragfähigkeit von Lösungen thematisiert werden.

(4) Die Bedeutung der systemischen Ansätze im Allgemeinen und für die Beratung in der Gesundheitsförderung

In der systemischen Beratung und Therapie wird ein allgemeines ätiologisches Modell für die Erklärung psychischer Störungen und psychosozialer Problemlagen vorgelegt. Darüber hinaus wurde eine neue Methodologie mit einer Vielzahl verschiedener Interventionsstrategien und -techniken entwickelt. Dies macht diesen Ansatz für die Beratung in gesundheitsbezogenen Kontexten grundsätzlich interessant.

Systemische Sichtweisen auf menschliche Problemlagen werden in aktuellen multidimensionalen Ätiologiemodellen der Klinischen Psychologie, in denen bio-psycho-soziale Bedingungsfaktoren und deren Wechselwirkungen differenziert werden, mit berücksichtigt. Auch die beschriebenen Interventionsmethoden und -techniken der systemischen Ansätze gehören mittlerweile zum Standardrepertoire in Beratung und Therapie.

1 Theoretische Grundlagen

Es liegen eine Reihe von Metaanalysen vor, in denen positive Wirkungen systemischer Beratung und Therapie festgestellt werden konnten (vgl. Schiepek et al. 1997, Shadish et al. 1995). Allerdings werden im Rahmen dieser Ansätze empirische forschungsmethodische Zugänge – insb. im Kontext evidenzbasierter Interventionsforschung – kontrovers diskutiert (vgl. Schmidt & Vierzigmann 2006). Wird die objektive Erfassung von Wirklichkeit grundsätzlich bezweifelt, so existieren körperliche und psychische Defekte und Defizite im Grunde nicht. Vor diesem Hintergrund ist eine Intervention mit dem Ziel einer objektiven Veränderung von Defekten oder Defiziten gar nicht möglich bzw. nicht intendiert. Darin liegt ein Grund, warum Interventionen auf der Grundlage systemischer Ansätze im Rahmen der Gesundheitsversorgung nicht finanziert werden.

Kritisch ist einzuwenden, dass keine Aussagen zur differenziellen Indikation oder störungsspezifischen Ätiologie gemacht werden. Häufig kommen systemische bzw. familientherapeutische Ansätze auch nur bei ausgewählten psychischen Störungen (insb. bei Essstörungen) zur Anwendung. Dies ist ein weiterer Grund, warum solche Interventionen im Gesundheitssystem nicht finanziert werden.

Eine weitere Theoriebildung und empirische Evaluation ist zudem erschwert, da die verschiedenen Strömungen innerhalb der systemischen Ansätze überaus heterogen sind.

Kritisch wird außerdem die starke Fokussierung auf die Sprache diskutiert, da hier biologische Aspekte oder aber psychologische Gesetzmäßigkeiten des Verhaltens und Erlebens (z.B. Lerngesetze) vernachlässigt werden (Schmidt & Vierzigmann 2006).

In der Praxis kommt diese Form der Beratung an ihre Grenzen, wenn die KlientInnen nicht ausreichend verbal versiert sind und die Mitglieder des Systems an der Beratung nicht teilnehmen können oder wollen.

In Bereichen der Prävention oder Rehabilitation kommt die systemische Beratung insbesondere in der Personal- und Organisationsentwicklung von Institutionen der Gesundheitsversorgung zur Anwendung. In der Arbeit mit KlientInnen und PatientInnen werden sie in gesundheitsbezogenen Settings bisher eher wenig explizit berücksichtigt. Auf theoretischer Ebene wäre eine systemische Sichtweise auf Gesundheit vor dem Hintergrund konstruktivistischer und systemtheoretischer Theorie sicher gewinnbringend, da diese Ansätze sich insbesondere auch in der Sozialen Arbeit bzw. in der Intervention bei psychosozialen Problemlagen bewährt haben (z.B. Systemische Soziale Arbeit, Lüssi 2008, Milowitz 2009). Eine solche Transferleistung kann an dieser Stelle allerdings nicht geleistet werden.

1 Theoretische Grundlagen

1.2.5 Lösungs- und ressourcenorientierte Ansätze der Beratung (systemische Ansätze)

Da sich lösungsorientierte und Ressourcen aktivierende Beratungsansätze in wesentlichen Teilen theoretisch wie methodisch überschneiden, sollen sie im Folgenden unter die Begrifflichkeit „lösungs- und ressourcenorientierte Ansätze der Beratung" zusammengefasst und gemeinsam behandelt werden.

(1) Kernaussagen
Bei der lösungsorientierten sowie bei der Ressourcen aktivierenden Beratung handelt es sich um jüngere Beratungsansätze, die den systemischen Ansätzen zuzuordnen sind. Sie sind insbesondere in Kontexten der psychosozialen Beratung weit verbreitet. Aber auch in klinischen Kontexten wurden lösungsorientierte und Ressourcen aktivierende Gedanken aufgenommen. Diese werden auch im Sinne von Therapiewerkzeugen in der kognitiv-behavioralen Psychotherapie zusammen mit anderen Techniken und Methoden angewendet.

Der Ansatz der lösungsorientierten Beratung wurde von de Shazer (2010) und Berg (de Jong & Berg 2008) entwickelt. Er basiert auf systemischen und kybernetischen Theorien und kann grundsätzlich dem Konstruktivismus zugeordnet werden. Hier wird im Gegensatz zu allen bisherigen Beratungsansätzen „Lösungen" statt „Problemen" Beachtung geschenkt.

Der Ansatz der Ressourcen aktivierenden Beratung, der enge Bezüge zur lösungsorientierten Beratung aufweist, wurde insbesondere von Nestmann (2007) beschrieben. Dabei werden speziell die internen und externen Ressourcen fokussiert.

Kernaussagen und Grundannahmen der lösungs- und ressourcenorientierten Beratung können wie folgt zusammengefasst werden (vgl. Bamberger 2007, 2010, Honermann et al. 1999):
- Jeder Mensch konstruiert sich auf der Grundlage seiner Wahrnehmungen und seiner Gedanken seine eigene Wirklichkeit. Seine Probleme wie auch die Lösungen dieser Probleme sind konstruiert.
- Ratsuchende sind die Experten für ihr eigenes Leben.
- Ein Problem liegt dann vor, wenn die Person es als solches wahrnimmt.
- Probleme gehören zum Leben dazu und können gelöst werden.
- Der Fokus der Beratung liegt auf der Erarbeitung von Lösungen unter Berücksichtigung der individuellen Ressourcen, nicht auf der Analyse von Problemen.
- Jeder Mensch hat interne und externe Ressourcen wie Potentiale (z.B. Fähigkeiten, Wissen, soziale Kontakte), die für Problemlösungen nutzbar gemacht werden können.

ered Minimalintervention. Durch erste kleine Schritte können umfassendere Veränderungsprozesse angestoßen werden.

1 Theoretische Grundlagen

- Die Unterstützung der Ratsuchenden erfolgt nach dem Prinzip der Minimalintervention. Durch erste kleine Schritte können umfassendere Veränderungsprozesse angestoßen werden.

(2) Grundkonzepte

Menschenbild – Der Mensch wird als einzigartiges Wesen angesehen (Bamberger 2007, 2010). Anders als in verhaltensorientierten oder psychoanalytischen Ansätzen ist er nicht berechenbar. Direkte Einblicke in das Innenleben sind im Prinzip nicht möglich, der Mensch bleibt undurchschaubar. Für den Bereich der Beratung bedeutet dies, dass man nicht davon ausgehen kann, dass bestimmte Interventionen zwingend zu bestimmten Konsequenzen führen.

Gemäß einer humanistischen Sichtweise wird der Mensch als Lebewesen verstanden, das sein Dasein aktiv gestalten kann (Bamberger 2007). Sein Ziel ist es, sich selbst zu verwirklichen und seinem Leben einen Sinn zu geben. Die Ressourcen liegen hier im Menschen selbst, allerdings kann er nicht immer alle Ressourcen bewusst nutzen.

Störungskonzept – Im Rahmen dieser Ansätze werden weder Störungen noch Probleme fokussiert, sondern der gewünschte Zielzustand bzw. die „Lösung" und wie diese zu erreichen sind. Man geht von der Annahme aus, dass jedem System positive oder funktionierende Bereiche innewohnen, die genutzt werden können, um Lösungen zu erarbeiten (Nußbeck 2010). Es geht also nicht darum, Störungen zu diagnostizieren und zu behandeln oder differenzielle Aussagen zu treffen über mögliche Ätiologiekonzepte für bestimmte Störungen oder über die Entstehungsbedingungen von Problemen. Ein Problem liegt erst dann vor, wenn es von KlientInnen als solches wahrgenommen wird. Dies ist dann der Fall, wenn sie eine Diskrepanz zwischen dem Ist- und einem gewünschten Soll- bzw. Zielzustand wahrnehmen. Das Problem der KlientInnen wird nicht analysiert, da man verhindern möchte, dass sie zu stark auf das Problem fokussiert bleiben.

1 Theoretische Grundlagen

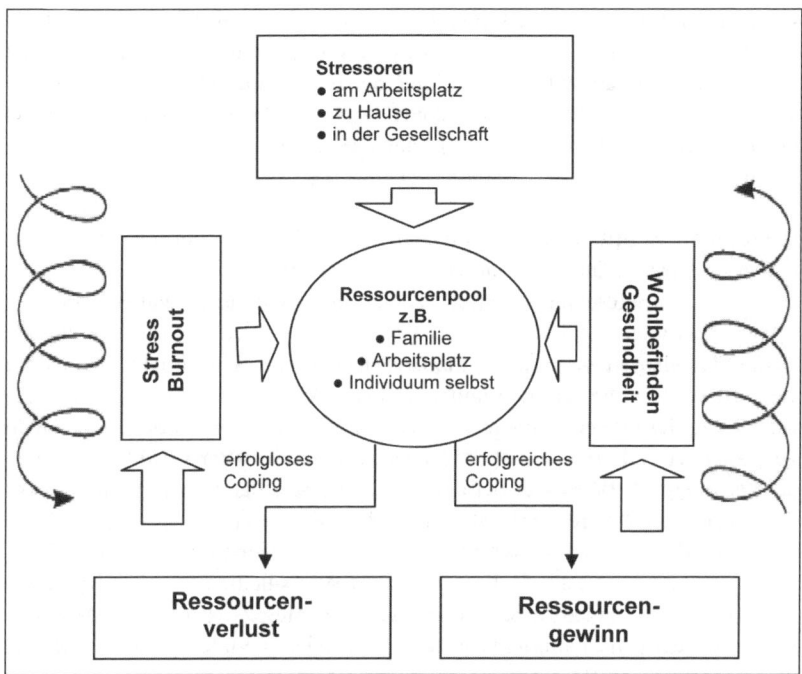

Abbildung 3: Ressourcengewinn und -verlust gemäß Buchwald & Hobfoll
(2004, nach Nußbeck 2010: 77)

Werden Ressourcen fehlinvestiert oder gehen diese verloren, kommt es zu Stress und Burnout (s. Abb. 3), was wiederum in einer Abwärtsspirale zu einem weiteren Ressourcenverlust führt. Umgekehrt führt Ressourcengewinn zu Wohlbefinden und Gesundheit, was sich günstig i.S. eines weiteren Ressourcengewinns auswirkt. Dies wird auch als Gewinn- und Verlustspirale bezeichnet (vgl. Buchwald & Hobfoll 2004, zit. nach Nußbeck 2010: 77).

(3) Interventionskonzept
(a) Ziele und Interventionsprinzipien
Die Aufgabe der Beratenden ist es, KlientInnen darin zu unterstützen, die in ihnen liegenden Ressourcen zu entdecken und bewusst zu nutzen (Bamberger 2010). Dabei wird nach folgenden Zielsetzungen und Interventionsprinzipien vorgegangen:

1 Theoretische Grundlagen

Lösungen fokussieren und konstruieren – Der Fokus der Beratung liegt auf der Problemlösung bzw. der Zukunft, d.h., die aktuelle Lebenssituation des/der KlientIn wird ganzheitlich gesehen, der Blick wird nicht auf das Problem eingeengt. Probleme wie auch Lösungen können konstruiert und entsprechend umkonstruiert werden. Hierzu steht eine Reihe von Befragungstechniken zur Verfügung.

Ressourcen identifizieren und nutzen – Das Feld möglicher interner und externer Ressourcen der KlientInnen ist weit gespannt:

(a) Zu den internen Ressourcen zählen alle Fähigkeiten und Begabungen sowie Erfahrungen und Kenntnisse; darüber hinaus auch erworbene kognitive Überzeugungssysteme wie die Selbstwirksamkeit („Self-efficacy", Bandura 1977), d.h. die Überzeugung, auf die eigene Wirksamkeit in Bezug auf die Gestaltung des eigenen Lebens vertrauen zu können. In diesem Kontext wird von Nußbeck (2010) auch auf die Bedeutung des Kohärenzgefühls (Bengel et al. 1998) verwiesen, das in dem Konzept der Salutogenese von Antonovsky (1993) eine zentrale Rolle spielt (s. Kap. 1.1.2).

(b) Zu den externen Ressourcen gehören alle sozialen Netzwerke, z.B. familiäre Unterstützungsnetze, Peergroups, Arbeitskollegien, nachbarschaftliche Beziehungen; alle materiellen Ressourcen, wie Besitz- und Einkommensverhältnisse, regionale ökonomische und kulturelle Ausstattung, aber auch das Netzwerk sozialer Beziehungen oder professioneller Versorgung. Alle diese Ressourcen können für die Unterstützung bei der Lösung des Problems genutzt werden, wenn der/die KlientIn diese als solche anerkennt.

Kooperation realisieren und minimal intervenieren – BeraterInnen stellen ihr Wissen als ExpertIn zur Verfügung. Das Expertenwissen von BeraterInnen und KlientInnen ergänzen sich und führen zu einer optimalen Lösung. Eine lösungsorientierte Beratung begleitet KlientInnen bei den ersten Schritten zur Lösung bzw. zur Veränderung. Die Interventionen beschränken sich auf ein Minimum und geben den Anstoß zur Veränderung.

Handlungsalternativen schaffen – Eine zentrale Zielsetzung ist es, Wahlmöglichkeiten zu schaffen, d.h. alternative Handlungsmöglichkeiten im Umgang mit dem Problem zu erkennen, die den KlientInnen aktuell noch nicht bewusst zugänglich sind oder bei deren Umsetzung sie sich selbst behindern.

Selbstwirksamkeit fördern – Die Selbstwirksamkeit stellt einen wesentlichen Motor der Veränderung dar. Wenn KlientInnen sich ihrer Einflussmöglichkeiten wie Selbstregulationskompetenzen bewusst werden, können sie diese auf andere Problemstellungen in der Zukunft übertragen, die sie dann ohne professionelle Hilfe lösen können. Daher ist es ebenfalls wichtig, die Selbstachtung der KlientInnen mit einer realistischen Einschätzung ihrer spezifischen Stärken und Schwächen zu fördern.

(b) Methoden
In der lösungsorientierten Beratung wird zunächst auf die Beratervariablen der Personzentrierten Beratung zurückgegriffen:
- Empathie, d.h. einfühlendes Verstehen, wird durch Widerspiegeln der Gedanken und Gefühle für die KlientInnen erfahrbar,
- Bedingungslose Akzeptanz und Wertschätzung (s.o.).

Diese werden um folgende Aspekte ergänzt:
- Neutralität, d.h. keine Bewertung oder Interpretationen bzgl. der Person oder des Problems,
- Vertrauen in die Lösungsfähigkeiten der KlientInnen,
- „Yes-Setting" („Ja-Haltung"), d.h. zustimmende kooperative Haltung zwischen BeraterIn und KlientIn sowie in Bezug auf das Problem und seine Lösung,
- „Pacing", d.h. Anpassung an den verbalen und nonverbalen Ausdruck der KlientInnen,
- Komplementarität, d.h. Fokussierung auf Pläne und Lösungsstrategien der KlientInnen, die unproblematisch sind.

Die genannten Methoden werden durch eine sehr differenzierte prozessbezogene Befragungstechnik umgesetzt, auf die weiter unten eingegangen wird.
Der methodische Beitrag einer ressourcenorientierten Beratung liegt in der Analyse, Neubewertung und dem Erschließen interner und externer Ressourcen.
Dabei bestehen enge Bezüge zu netzwerkbezogenen Interventionen (vgl. z.B. netzwerkbezogene Interventionen in der therapeutischen Arbeit mit Kindern und Jugendlichen mit Lern-, Verhaltens- und Entwicklungsstörungen, Schleider & Wolf 2008). So könnten bereits eingeführte Methoden der praktischen Netzwerkarbeit, z.B. die sog. Netzwerkanalyse, oder Interviewleitfäden für die Analyse professioneller Netzwerke (Schleider & Wolf 2007) sehr gut zur Erarbeitung von externen individuellen Ressourcen eingesetzt werden. Weitere Methoden einer die Ressourcen aktivierenden Beratung finden sich bei Fückinger & Wüsten (2008).

1 Theoretische Grundlagen

(c) Prozess und Techniken
Insbesondere in der lösungsorientierten Beratung werden verschiedene Beratungsphasen beschrieben, in denen ein differenziertes Repertoire von Befragungstechniken zum Einsatz kommt (Bamberger 2007).

Phase 1: Klärung des Auftrags
Gegenstand dieser Phase ist das Hier und Jetzt, nämlich das Kennenlernen und Orientieren. Mit den jeweils erforderlichen Vorinformationen versuchen Beratende und Ratsuchende, das Problem und den Lösungsauftrag zu verstehen.

Hilfreich ist es hier, belastete und unbelastete Lebensbereiche zu identifizieren und die KlientInnen darin zu bestätigen, dass es gut ist, das Problem anzugehen. In dieser Phase werden bereits erste Phantasien für alternative Perspektiven entwickelt. Die Reflektion bisheriger Lösungsversuche ist ebenfalls hilfreich bei der Entwicklung neuer Handlungsmöglichkeiten, insb. um keine Lösungsversuche weiter zu verfolgen, die nicht zielführend sind.

Phase 2: Erarbeitung von Lösungsvisionen
Im Sinne einer Zielformulierung wird in dieser Phase eine Zukunft anvisiert, in der das Problem nicht mehr besteht, d.h., der Blick wird vom Problem weggelenkt. Dabei kann der/die BeraterIn mit hypothetischen Lösungen arbeiten oder auch die Bedeutung des Problems umwandeln (z.B. positive Seiten des Problems benennen). Lösungsvisionen können auch entwickelt werden, indem man erarbeitet, unter welchen Bedingungen sich das Problem noch verschlimmern würde.

Weitere Techniken sind u.a. Fragen nach Ausnahmen, konsequent das Positive im Gespräch hervorzuheben, die Lösungsarbeit zu visualisieren oder durch Hausaufgaben außerhalb des Beratungssettings zu vertiefen. Mitunter werden auch zirkuläre Fragetechniken (vgl. systemische Beratung) eingesetzt.

In einem nächsten Schritt sollen die Lösungsphantasien in konkrete Verhaltensweisen umgesetzt werden. Dabei werden die persönlichen Ressourcen verdeutlicht und unbewusste Potentiale bewusst gemacht. Das Ziel sind sog. „smarte" Lösungen (Bamberger 2007: 71):

- **S**pezifisch, d.h., KlientInnen wissen, was zu tun ist.
- **M**achbar, d.h. Erfolg versprechend.
- **A**ttraktiv, d.h. mit Aufforderungscharakter bzw. einem positiven Wert.
- **R**elevant, d.h., es kann ein maßgeblicher Unterschied erreichen werden.
- **T**onisch, d.h., es wird erfahrbar, dass der gesamte Organismus die Lösung mitträgt i.S. eines „energievollen Spannungszustands".

1 Theoretische Grundlagen

Um die Lösungen umsetzbar zu machen, ist es sinnvoll, diejenige Lösung zu finden, die einem/r KlientIn am ehesten entspricht und zu der er/sie konkrete Schritte formulieren kann.

Phase 3: Vereinbarung von Lösungen („Lösungsverschreibung")
Hier entwirft ein/e KlientIn zusammen mit dem/r BeraterIn einen Lösungsweg. Diese Phase kann i.S. einer Nachdenkpause so gestaltet werden, dass der/die BeraterIn sich für zehn Minuten zurückzieht oder jeder für sich nachdenkt. Der eigentliche Lösungsvorschlag besteht aus ganz konkreten Handlungsanweisungen in Form einer „Hausaufgabe", die bis zur nächsten Sitzung zu erledigen ist, und wenn es nur die Auflage ist, etwas anders zu machen als sonst.

Phase 4: Evaluation
In dieser Phase werden Lösungsschritte weiter verbessert und aktuelle positive Veränderungen thematisiert. Dabei können sich BeraterInnen einer Checkliste für Veränderung bedienen, z.B. der BASIC-ID, die sich in der multimodalen Verhaltenstherapie (Lazarus 2008) bewährt hat; auf das Problem an sich wird nicht mehr eingegangen:
- **B**ehavior – Verhalten,
- **A**ffect – Gefühle,
- **S**ensation – Wahrnehmungen und Empfindungen,
- **I**magery – Imaginationen/Vorstellungen,
- **C**ognition – Gedanken/Kognitionen,
- **I**nterperonal Relationships – soziale Interaktionen/soziale Bezüge,
- **D**rugs and biological Factors – Medikamente/Drogen/biologische Faktoren.

Anhand dieser Leitlinien können BeraterInnen nun Verhaltensänderungen in weiteren Verhaltensdimensionen ausfindig machen (Bamberger 2007).

Phase 5: Lösungssicherung
In dieser Phase geht es darum, das Erreichte im Verhaltensrepertoire des/r KlientIn zu sichern und die Beratung zu beenden. Der/die KlientIn wird unterstützt zu sehen, dass sich etwas verändert hat, dass er/sie selbst diese Veränderung herbeigeführt hat und zukünftige Probleme ebenfalls lösen kann.

Phase 6: Lösungskatamnese
Bei Beendigung der Beratung kann KlientInnen nach einer vereinbarten Zeitspanne nochmals ein Beratungsgespräch angeboten werden, um mit ihnen gemeinsam auszuwerten, ob die erarbeiteten Lösungen fruchtbar waren.

(4) Die Bedeutung der lösungs- und ressourcenorientierten Ansätze im Allgemeinen und für die Beratung in der Gesundheitsförderung
Eine grundsätzliche Lösungs- wie Ressourcenorientierung ist in verschiedene bestehende Ansätze bereits integriert. So werden in neueren multidimensionalen Ätiologiemodellen der Klinischen Psychologie (Schleider & Wolf 2008) außer prädisponierenden, auslösenden und aufrechterhaltenden Funktionen und Wirkungsweisen relevanter bio-psycho-sozialer Bedingungsfaktoren auch die protektiven berücksichtigt. Diese entsprechen im Prinzip sog. Ressourcen der KlientInnen, z.b. robuster Konstitution, hoher Intelligenz und engen sozialen Bindungen.

Der Ansatz der lösungsorientierten Therapie wurde bereits von de Shazer (2010) selbst empirisch evaluiert. Zur Evaluation von lösungsorientierten Beratungsgesprächen wurden darüber hinaus diagnostische Inventare entwickelt, z.B. das „Ratinginventar lösungsorientierter Intervention" (Honermann et al. 1999, Schiepek et al. 1997) oder das „Berner Ressourcen Inventar" (Trösken & Grawe 2003). Darüber hinaus ist darauf hinzuweisen, dass auch die hier aus der Personzentrierten Beratung adaptierten Basisvariablen empirisch fundiert sind (z.B. Grawe & Braun 1994).

Da diese Beratungsansätze insgesamt weniger Beratungszeit als andere Beratungsformen benötigen, sind sie in Settings anwendbar, in denen eine längerfristige intensive Beratung nicht möglich oder nicht intendiert ist. Eine solche outputorientierte Kurzberatung ist daher insbesondere für den Bereich der Prävention und Gesundheitsförderung geeignet. Außerdem wirkt die Fokussierung auf das Ziel und die Lösung für die KlientInnen überaus motivierend.

Der Ansatz der lösungs- und ressourcenorientierten Beratung kommt an seine Grenzen, wenn KlientInnen wenig motiviert sind oder sich nicht ausreichend sprachlich ausdrücken können. Auch wenn bei den KlientInnen eine psychische oder psychosomatische Erkrankung vorliegt, ist eine solche Beratung nicht ausreichend. Schließlich sind diese Ansätze in ihrer Reichweite begrenzt, da keine Aussagen zur differenziellen Indikation getroffen werden können und kein störungsspezifisches Ätiologiekonzept vorgelegt wird. Kritisiert wird außerdem, dass soziale Problemlagen häufig sehr komplex sind und dieser Komplexität hier in der Problemanalyse nicht Rechnung getragen wird. Darüber hinaus wurden keine für diese Ansätze spezifischen Interventionsmethoden entwickelt, deren Effektivität empirisch geprüft ist.

1.3 Ein integratives, handlungstheoretisch fundiertes Metamodell zur Beratung in gesundheitsbezogenen Kontexten

Zusammenfassung
Ein handlungstheoretisch fundiertes Metamodell hat sich in Beratungskontexten der psychosozialen Versorgung bewährt. Es bietet einerseits die Möglichkeit, die unterschiedlichen Ansätze und Methoden der Beratung zu integrieren. Andererseits kann anhand eines solchen Modells der Beratungsprozess in Kontexten der Gesundheitsberatung theoretisch und empirisch fundiert geplant, durchgeführt und evaluiert werden. Dabei kommt dem multidimensionalen Bedingungsmodell im Rahmen der Situationsanalyse, welche die Basis für eine multifocale Zielanalyse und der entsprechend multimodalen Mittel-Weg-Analyse darstellt, eine besondere Bedeutung zu.

Um professionelles Handeln in der psychosozialen Praxis zu systematisieren und somit zu optimieren, hat sich ein handlungstheoretisch fundiertes Praxismodell bewährt (vgl. Fuchs 1999, Schleider 1993, 1996, 1997, 2000, 2007, Zoeke et al. 1981), das u.a. auf den Vorarbeiten von Miller und Kollegen (Miller et al. 1960, 1991) basiert. Dieses Modell soll hier als Metakonzept für die Planung, Aus- bzw. Durchführung und Evaluation von Beratung und Intervention im Bereich der Gesundheitsförderung dienen.

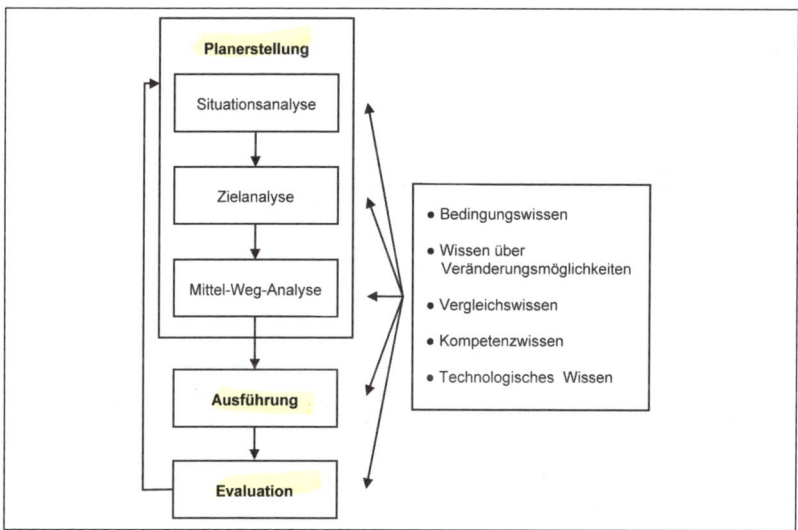

Abbildung 4: Handlungstheoretisch fundiertes Praxismodell (Schleider 2007, Zoeke et al. 1981)

1 Theoretische Grundlagen

Zur (1) *Erstellung eines Handlungsplans* ist zunächst (a) eine umfassende *Situationsanalyse* des Ist-Zustandes erforderlich. Hier werden die relevanten Bedingungsfaktoren für die jeweilige Problemstellung erfasst. Grundsätzlich können unterschieden werden (vgl. Schleider 2007):

- biologisch-medizinische Bedingungen (z.b. genetische oder neuroanatomische Bedingungsfaktoren),
- psychologische Bedingungen im Sinne relevanter Aspekte menschlichen Verhaltens und Erlebens, spez. Emotionen oder Kognitionen (z.b. das subjektive Health-Belief-Modell),
- soziale Bedingungen in Bezug auf die familiäre, arbeitsbezogene und/oder schulische soziale Umwelt (z.b. familiäre Unterstützungssysteme) sowie weitere soziokulturelle und gesellschaftliche Rahmenbedingungen (z.b. Migrationshintergrund),
- ökologische und physikalische Bedingungen (z.b. Umweltbelastungen, räumliche Enge).

Dabei sind jeweils die prädisponierenden, auslösenden, aufrechterhaltenden und protektiven Funktionen bzw. Wirkungsweisen dieser Bedingungen zu berücksichtigen. Prädisponierend, auslösend oder aufrechterhaltend wirkende Faktoren werden als Risikofaktoren bezeichnet, protektiv wirkende Faktoren werden als Schutz- oder Resilienzfaktoren bezeichnet. Die beschriebenen Bedingungsfaktoren können im Rahmen eines multidimensionalen Bedingungsmodells, das sich an aktuellen Ätiologiekonzepten der Klinischen Psychologie sowie Gesundheitspsychologie orientiert, integriert werden. Dabei werden sowohl die Funktionalität der einzelnen Bedingungen als auch die zeitliche Dimension berücksichtigt.

FUNKTION	ART/EBENE	biologisch	psychologisch	sozial
Risiko	prädisponierend			
	auslösend			
	aufrechterhaltend			
Schutz	protektiv			

Abbildung 5: Multidimensionales Bedingungsmodell nach Schleider & Wolf (2008)

Ein solches multidimensionales Modell ermöglicht es, vorliegende Fachkenntnisse, spezifische Fallinformationen sowie aktuelle diagnostische Befunde theoriegeleitet zu systematisieren. Auf der Grundlage einer solchen systematischen Bedingungsanalyse können dann spezifische multifokale Beratungsziele abgeleitet werden (vgl. Zielanalyse). Dies wiederum bildet die Grundlage für ein multimodales Beratungs- und Interventionskonzept (vgl. Mittel-Weg-Analyse).

An die Situationsanalyse schließt sich (b) die *Zielanalyse*, d.h. die Analyse des angestrebten Soll-Zustandes, an. Dabei macht es Sinn, die Ziele zu hierarchisieren und nach den im Veränderungsprozess beteiligten Personen zu differenzieren.

Im nächsten Schritt, (c) der *Mittel-Weg-Analyse*, wird entschieden, welche Methoden und Techniken der Beratung und Intervention sinnvoll sind, um die gesetzten Ziele zu erreichen. Hier ist die enge Ziel-Mittel-Verschränkung zu beachten.

Auf die Erstellung des Handlungsplans folgt (2) die eigentliche *Ausführung des Handlungsplans*, d.h. die Durchführung der Intervention bzw. die Umsetzung der in der Beratung vereinbarten Maßnahmen. Die für das jeweilige Setting gesundheitlicher wie psychosozialer Versorgung spezifischen Rahmenbedingungen finden dabei genauso Berücksichtigung wie die spezifischen Merkmale der jeweiligen Adressaten.

Nach Abschluss dieser Durchführung schließt sich i. d. R. (3) die Phase der *Evaluation* bzw. der Bewertung der erreichten Ergebnisse, also des neuen Ist-Zustandes, an. Hier wird zunächst geprüft, welche Ziele erreicht wurden und welche nicht. Dann wird geprüft, warum bestimmte Ziele nicht erreicht wurden. Aus dieser Analyse möglicher Fehlerquellen oder hinderlicher Bedingungen, die sich ebenfalls wieder an dem Metamodell orientiert, lassen sich dann Konsequenzen für die Modifikation des Handlungsplans, der Durch- oder Ausführung oder auch der Evaluation ableiten. Die Erkenntnisse aus dieser Auswertung können dann im Sinne einer Rückkopplungsschleife ggf. zu einem neuen Handlungsplan führen. Eine den Prozess begleitende Evaluation wird an dieser Stelle vernachlässigt, entsprechende Methoden werden weiter unten beschrieben.

Jeder der genannten Schritte erfordert detaillierte Fachkenntnisse und praxisbezogene Fertigkeiten. Dabei sind verschiedene Wissensbereiche zu unterscheiden:

(a) Zunächst *Bedingungswissen* darüber, welche Faktoren zu der Problemlage geführt haben. Hier sind ggf. biologisch-medizinische, psychologische i.S.v. verhaltens- und erlebensrelevanten Aspekten, soziale und soziokulturelle sowie ökologische und physikalische Faktoren zu nennen, die prädisponierend, auslösend oder aufrechterhaltend wirken können.

1 Theoretische Grundlagen

(b) Des Weiteren muss Wissen über *Veränderungsmöglichkeiten* vorhanden sein, z.B. Kenntnisse über pädagogische oder psychologische Interventionskonzepte, beispielsweise in Ableitung der beschriebenen Ansätze.

(c) Das *Vergleichswissen* bezieht sich einerseits auf Wissen über Normen und Vergleichskriterien, andererseits aber auch auf das Menschenbild oder das Bewertungssystem, nach dem beispielsweise normales oder abweichendes Verhalten definiert wird.

(d) *Kompetenzwissen* bezeichnet Wissen über professionelle Netzwerke der psychosozialen Versorgung und Gesundheitsförderung, d.h. Institutionen und Arbeitsbereiche assoziierter Berufsgruppen, wie beispielsweise den Tätigkeitsbereich von Ärzten, Erziehern, Heil- und Sonderpädagogen, Pädagogen, Psychologen und Sozialpädagogen. Hierzu gehört auch Wissen über die Grenzen der eigenen professionellen Kompetenzen.

(e) Außerdem muss die jeweilige Fachkraft über detailliertes *technologisches Wissen* und praxisbezogene Kompetenzen verfügen, die sich auf der Fertigkeitsebene umsetzen lassen, z.B. darüber, wie man ein Beratungsgespräch mit KlientInnen führt. Beiträge hierzu liefern die spezifischen Methodologien der verschiedenen Bezugsdisziplinen, wie der Pädagogik, der Psychologie und der Medizin.

Das skizzierte handlungstheoretisch fundierte Metamodell stellt nicht nur ein theoretisches Rahmenmodell dar, um professionelle Beratung in der gesundheitlichen wie psychosozialen Versorgung effektiv zu planen, durchzuführen und die erzielten Ergebnisse einer systematischen Prüfung zugänglich zu machen. Es bietet zudem die Möglichkeit, Kenntnisse und Fertigkeiten aus den relevanten Bezugsdisziplinen, wie der Pädagogik, Psychologie, Medizin und Soziologie, sowie aus den unterschiedlichen theoretischen Interventions- und Beratungsansätzen (z.B. lerntheoretische, systemische und tiefenpsychologische Ansätze) in enger Verknüpfung von Theorie und Praxis sinnvoll zu integrieren.

2 Basiskompetenzen in der gesundheitsbezogenen Beratungsarbeit

Die wesentlichen für die gesundheitsbezogene Beratung erforderlichen Basiskompetenzen lassen sich aus den klassischen Ansätzen der Beratung ableiten. Außerdem sollten die Fachkräfte über Kompetenzen in dem für gesundheitsbezogene Settings bereits eingeführten „Motivational Interviewing" verfügen. Darüber hinaus haben sich in der psychosozialen Praxis Netzwerkkompetenzen bewährt, die insbesondere auch für die gesundheitsbezogene Beratung von zentraler Bedeutung sind.

2.1 Basiskompetenzen der Gesundheitsberatung

Zusammenfassung
Als hilfreich für das berufliche Handeln von Fachkräften der Gesundheitsförderung können folgende Basiskompetenzen der Beratung und Gesprächsführung gelten: (1) professionelles Zuhören, (2) einfühlendes Verstehen, (3) Akzeptanz, (4) Selbstkongruenz, (5) Kompetenzen der Verhaltensanalyse und -änderung, (6) Kompetenzen der systemischen Analyse, (7) ressourcen- und lösungsorientierte Beratungskompetenzen, (8) Kompetenzen im Bereich Diagnostik und Evaluation, (9) Kompetenzen zur Vermittlung von Wissen und Können (praktischen Fertigkeiten). Darüber hinaus ist es erforderlich, (10) professionell mit Übertragung- und Gegenübertragungsprozessen umgehen zu können und die Fähigkeit zur Selbstreflexivität zu besitzen, (11) Humor und Provokation gezielt verwenden zu können sowie (12) richtig argumentieren und schlussfolgern zu können.

Handlungsbezogene Basiskompetenzen der Gesundheitsberatung lassen sich aus den oben beschriebenen Beratungsansätzen (vgl. Kap. 1.2), aus den weiter unten beschriebenen Erfordernissen für Diagnostik und Evaluation (vgl. Kap. 3) sowie aus dem Beratungsauftrag ableiten. Sie können ergänzt werden um weitere in der Praxis bewährte Kompetenzen und Techniken der Gesprächsführung (z.B. Büttner & Quindel 2005, Fitzgerald & Zwick 2001, Langfeldt-Nagel 2004, Wingchen 2006).

2 Basiskompetenzen in der gesundheitsbezogenen Beratungsarbeit

(1) Professionelles Zuhören
Eine grundlegende Voraussetzung jeder Beratungstätigkeit ist „Zuhörenkönnen". Das bedeutet, dass Beratende einerseits tatsächlich verstehen und aufnehmen, was die KlientInnen ihnen mitteilen wollen; andererseits, dass die KlientInnen von den Beratenden zurückgemeldet bekommen und auch wahrnehmen, dass die Beratenden sie richtig verstanden haben.

Voraussetzung für das richtige Zuhören ist die Zuwendung der Aufmerksamkeit. Dies kann auch nonverbal ausgedrückt werden, nämlich durch Blickkontakt, Körperhaltung und Ausdrucksbewegungen (Dahmer & Dahmer 2003).

In den klientenzentrierten Ansätzen wird dies auch als aktives Zuhören bezeichnet, d.h., die Beratungsperson fühlt sich ein, versucht zu verstehen und fragt nach, ob sie bestimmte Inhalte richtig verstanden hat, indem sie Mitteilungen der KlientInnen in eigenen Worten wiedergibt („Paraphrasieren"). So können auch mögliche Missverständnisse zwischen BeraterIn und KlientIn geklärt werden.

Das professionelle Zuhören kann erschwert werden, wenn Beratende
- kognitiv oder emotional mit anderen Themen beschäftigt sind,
- eigene Erwartungen haben und Bewertungen anstellen,
- neue Informationen vor dem Hintergrund bekannter Informationen überhören,
- aufgrund des Gehörten emotional stark involviert sind,
- in ihrer Aufmerksamkeit, z.B. aufgrund von Langeweile, nachlassen,
- selbst zu viel reden bzw. für den Klienten sprechen,
- über unzureichendes Fachwissen verfügen und das Gehörte nicht richtig bewerten,
- eine ganz bestimmte Rolle (z.B. „Experte") einnehmen möchten und nicht kongruent sind.

(2) Einfühlendes Verstehen
Das einfühlende Verstehen oder die Empathie leitet sich direkt aus der Personzentrierten Beratung nach Rogers ab (s. Kap. 1.2.3). Hier werden die emotionalen Erlebnisinhalte der Ratsuchenden fokussiert und ihnen zurückgemeldet. Durch gezieltes Nachfragen werden die Ratsuchenden unterstützt, ihre Emotionen differenzierter zu explorieren und auszudrücken.

Einfühlendes Verstehen kann erschwert werden, wenn Beratende
- sich nicht in die Erlebniswelt und Perspektive der Ratsuchenden einfühlen können, z.B. aufgrund unreflektierter Unterschiede im kulturellen Hintergrund oder im Wertesystem,

2 Basiskompetenzen in der gesundheitsbezogenen Beratungsarbeit

- nicht auf das hören, was die Ratsuchenden mitteilen,
- eigene Gefühle selbst nicht verbalisieren können,
- keine vertrauensvolle Beziehung zu den KlientInnen aufbauen können,
- selbst Lösungsvorschläge machen,
- einer/m Ratsuchenden gegenüberstehen, der/die sein emotionales Befinden nicht in Worte fassen kann oder will.

Einfühlendes Verstehen ist nicht sinnvoll, wenn
- bei den KlientInnen eine bestimmte psychische Störung vorliegt, z.B. Schizophrenie, Substanzmissbrauchsstörung,
- KlientInnen tatkräftige Unterstützung benötigen, z.B. Hilfen durch das Sozial- oder Jugendamt,
- KlientInnen Faktenwissen oder bestimmte Fertigkeiten vermittelt bekommen müssen.

(3) Akzeptanz
Gemäß dem Personzentrierten Ansatz gehört die bedingungslose Akzeptanz ebenfalls zu den bedeutsamen Basisvariablen. Nur wenn Ratsuchende sich nicht (negativ) bewertet fühlen, können sie sich dem Beratungs- und Veränderungsprozess gegenüber öffnen.

Akzeptanz kann behindert werden, wenn Beratende
- ihre KlientInnen (ab-)werten,
- Du-Botschaften verwenden,
- Übertragungs- und Gegenübertragungsprozesse nicht wahrnehmen,
- weitere hinderliche Bedingungen, siehe die unter (1) und (2) genannten.

(4) Selbstkongruenz
Die Selbstkongruenz oder Echtheit der Beratenden gehört ebenfalls zu den zentralen Basisvariablen, die sich aus der personzentrierten Beratung ableiten. Nur wenn die Beratenden überzeugt, wenn das, was sie sagen, echt wirkt, sind Ratsuchende bereit, sich auf einen Beratungsprozess einzulassen.
- Echtsein bedeutet, dass auch BeraterInnen selbst ihre Gefühle akzeptieren und diese ggf. auch zum Ausdruck bringen können. Es bedeutet nicht, dass alles, was Beratende denken und fühlen, den KlientInnen kommuniziert wird, sondern dass das, was sie sagen, mit dem übereinstimmt, was sie meinen.
- Durch Ich-Botschaften können Beratende eigene, auch negative Gefühle kommunizieren, ohne dass Ratsuchende sich angegriffen oder bedroht fühlen müssen.

2 Basiskompetenzen in der gesundheitsbezogenen Beratungsarbeit

Selbstkongruenz kann erschwert werden, wenn Beratende
- sich selbst negativ bewerten,
- ihre eigenen Gefühle nicht akzeptieren können,
- häufig Allgemeinplätze verwenden,
- Du-Botschaften verwenden.

(5) Kompetenzen in der funktionalen Analyse gesundheitsbezogenen Verhaltens sowie im Einsatz entsprechender Techniken der Verhaltensänderung
Die verhaltensorientierten Ansätze der Beratung stellen für die funktionale oder auch horizontale Analyse gesundheitsbezogenen Verhaltens (Mikroanalyse) das SOR(K)C-Modell zur Verfügung (vgl. Kap. 1.2.2). Hier werden auslösende situative Variablen (S) und aufrechterhaltende Konsequenzen (C) unter Berücksichtigung relevanter Organismusvariablen (O) im Hinblick auf das fokussierte Gesundheitsverhalten, Bedingungen (R, i. S. der Reaktion auf die auslösende Situation) in einem funktionalen Zusammenhang betrachtet. Gemäß dieser Verhaltensformel sollte die Fachkraft in der Gesundheitsberatung entsprechende Maßnahmen durchführen können, die an der Situation (S), an der Organismusvariable (O), am Verhalten selbst und/oder an den Konsequenzen (C) ansetzen.

(6) Kompetenzen der Analyse systemischer Bedingungen sowie in ausgewählten systemischen Befragungstechniken
Eine wesentliche Teilkompetenz in Ableitung systemischer Beratungsansätze ist die systemische Sichtweise auf gesundheitsbezogene Problemstellungen. D.h., nicht nur die KlientInnen allein werden fokussiert, sondern das gesamte soziale System beteiligter bzw. relevanter Bezugspersonen. Darüber hinaus sollte die Fachkraft in der Lage sein, ausgewählte Basistechniken systemischer Beratung einzusetzen (z.B. das zirkuläre Fragen, s. Kap. 1.2.4).

(7) Lösungs- und ressourcenorientierte Kompetenzen
In der gesundheitsbezogenen Beratung kommt ressourcenfördernden und lösungsorientierten Methoden und Vorgehensweisen eine besondere Bedeutung zu (vgl. Kap. 1.2.5), da diese eher in Form von Kurzzeitberatungen durchgeführt werden und durch einen zeitnahen Anwendungsbezug gekennzeichnet sind. Diese Methoden und deren Prinzipien, wie Minimalintervention, Zukunftsorientierung, Wahlmöglichkeiten schaffen, Ressourcen identifizieren, sollten die BeraterInnen kennen und in die Praxis umsetzen können.

(8) Kompetenzen in Diagnostik und Evaluation

Wie weiter unten beschrieben (s. Kap. 3), ist es erforderlich, dass Fachkräfte der Gesundheitsberatung die gebräuchlichen Datenerhebungsmethoden der Diagnostik und Evaluation, wie Interview, Fragebogen, Beobachtungs- und Leistungsprüfmethoden, mit ihren Stärken und Schwächen kennen, um vorliegende Befunde interpretieren zu können. Je nach Adressaten und Setting sollten sie einzelne Verfahren auch auswählen und anwenden können.

Darüber hinaus muss eine Beratungskraft die erhobenen sowie bereits vorliegenden Daten eines/s Klienten/in bei Bedarf in Ableitung lerntheoretisch fundierter Analysemodelle aufeinander beziehen und integrieren können. Hier ist auf die horizontale Verhaltensanalyse (Mikroanalyse, s. Kap. 1.2.2 bzw. hier unter Punkt 5) und das multidimensionale Bedingungsmodell (Makroanalyse) hinzuweisen (vgl. Kap. 1.3).

(9) Kompetenzen zur Vermittlung von Wissen und Können im Sinne praktischer Fertigkeiten

In der Beratungsarbeit der Gesundheitsförderung stellt eine adressaten- und settingorientierte Vermittlung von gesundheitsrelevantem Wissen eine zentrale Aufgabe der Beratenden dar (vgl. Kap. 4). An dieser Stelle ist auf die diversen Fachdidaktiken und Methodologien der relevanten Fachdisziplinen zu verweisen, z.B. Ernährungswissenschaft, Biologie und Sportwissenschaft, Klinische und Gesundheitspsychologie.

Diese werden ergänzt durch die Ergebnisse zur Lehr-Lernforschung insbesondere der Kognitiven und der Pädagogischen Psychologie (Anderson 2007, Krapp & Weidenmann 2006).

Praktische Fertigkeiten können unter Anwendung der klassischen Lerntheorien in Form von typischen verhaltenstherapeutischen Techniken vermittelt werden, wie Lernen am Modell (z.B. Rollenspiele), Lernen durch Einsicht, Lernen durch Übung (z.B. motorisches Einüben bei der Handhabung von subkutanen Spritzen), Lernen am Erfolg (z.B. Loben für angemessenes Essverhalten).

(10) Selbstreflexivität und kompetenter Umgang mit Übertragungs- und Gegenübertragungsprozessen

Dem Begriff der professionellen Selbstreflexivität kommt im beruflichen Handeln wie in der Ausbildung von Fachkräften der Sozialen Arbeit (siehe Studiengänge der Sozialen Arbeit) oder im Coaching (z.B. Greif 2008) eine zentrale Bedeutung zu. Professionelle Selbstreflexivität kann beschrieben werden als die Fähigkeit, eigene Motive, Kognitionen und Emotionen vor dem Hintergrund beruflichen Handelns und kommunikativer Settings auf mögliche Interferenzen kritisch zu überprüfen und ggf. zu verändern.

Mit dem Begriff der „Übertragung", der den psychoanalytischen Ansätzen zuzuordnen ist, wird ein Prozess beschrieben, nach dem ein/e Ratsuchende unbewusste Konflikte, positive wie negative Gefühle und Erwartungen aus der Kindheit auf aktuelle Beziehungen, somit auch auf die Beratungskraft bezieht und sich dementsprechend verhält. Die „Gegenübertragung" bezeichnet den komplementären Prozess, in dem die Beratungskraft ihre eigenen Konflikte, Gefühle und Erwartung, die durch die Übertragung des/r Klienten/in ausgelöst wurden, wiederum auf den/die KlientIn überträgt (s. dazu auch Kap. 1.2.1).

Insbesondere in schwierigen Beratungssituationen sind die Fähigkeit zur Selbstreflexion sowie die Einsicht in Prozesse der Übertragung und Gegenübertragung hilfreich, um den Beratungsprozess und somit auch das Beratungsergebnis zu verbessern. Voraussetzung ist, dass die Beratenden zu kritischer Selbstreflexion grundsätzlich bereit sind, ihre eigenen Motive, Kognitionen und Emotionen kennen, Übertragungs- und Gegenübertragungsprozesse wahrnehmen, diese verstehen und bei Bedarf in regelmäßiger Supervision klären.

(11) Humor und Provokation
Auf die Bedeutung dieser Variablen wird in der psychotherapeutischen Fachliteratur immer wieder hingewiesen (z.B. Dumbs 2002, Farelly & Brandsma 2008).

Gemeinsames Lachen verbessert die Beziehung zwischen BeraterIn und KlientIn und kann Distanz zur bestehenden Problematik schaffen, sodass ein Perspektivenwechsel möglich wird und leichter neue Lösungen erarbeitet werden können. Voraussetzung ist allerdings ein gewisses Maß an Selbstironie und Selbstkritik.

Humor und Provokation sind nicht angebracht, wenn
- Ratsuchende sich verletzt oder gekränkt fühlen könnten,
- Beratende tabuisierte Themen der Ratsuchenden nicht kennen oder nicht respektieren.

(12) Argumentieren und Schlussfolgern
Argumentationen sollten so aufgebaut sein, dass sie von KlientInnen nachvollzogen werden können. D.h., es wird eine sachliche Diskussion geführt, die auf evidenzbasiertem Faktenwissen beruht. Dabei sind Bewertungen und Emotionen explizit voneinander zu trennen.

Beim Schlussfolgern wird, ausgehend von bestimmten Prämissen und Annahmen, nach bestimmten Regeln (z.B. Verallgemeinerung) eine Konklusion gezogen („sokratische Gesprächsführung"). Da aber nicht immer alle relevanten Informationen vorliegen, müssen Schlüsse immer wieder überdacht werden.

Argumentieren und Schlussfolgern kann erschwert werden, wenn
- zuverlässige Daten nicht vorliegen, nicht zugänglich bzw. nicht überprüfbar sind,
- Behauptungen unbewiesen sind,
- KlientInnen oder Beratungskräfte ihre Meinung durchsetzen wollen oder emotionale Zustände das Denken beeinträchtigen,
- Gefühle und Vermutungen nicht klar von den sachlichen Aspekten getrennt werden,
- logische Denkfehler gemacht werden,
- Beratungskräfte die Ratsuchenden– oder umgekehrt – in ihrer Argumentation abwerten bzw. als Person nicht akzeptieren.

2.2 Motivational Interviewing

Zusammenfassung
Das „Motivational Interviewing" ist eine Interventionstechnik, die auf dem Transtheoretischen Modell der Verhaltensänderung von Prochaska & DiClemente (1982) basiert. Das Ziel des Motivational Interviewing besteht darin, die Motivation zu Beginn eines Veränderungsprozesses zu stärken, wozu spezielle Frage- und Gesprächsführungstechniken eingesetzt werden.

Ein zentrales Problem der Gesundheitsförderung stellt die Herstellung einer tragfähigen, langfristigen intrinsischen (von innen kommenden) Motivation dar, die ausreicht, um Verhaltensänderungen wie z.B. die komplette Umstellung des Ernährungs- und Bewegungsverhaltens zu initiieren und vor allem diese auch aufrechtzuerhalten. Die meisten klassischen Ansätze und Methoden der Beratung setzen aber bereits voraus, dass der/die KlientIn eigenmotiviert zum Beratungsgespräch kommt. Dies jedoch ist nicht immer der Fall. Darüber hinaus besteht ein noch größeres Problem darin, gerade jene Menschen zu erreichen, die sich noch gar nicht zu einer Verhaltensänderung entschlossen haben, obwohl dies wichtig für ihre Gesundheit wäre. Prochaska (2001: 261) spricht dabei von einer „Regel 40, 40, 20", womit er meinte, dass 40% der Personen, die ein ungesundes Verhalten ausüben, unsicher sind bzgl. einer Verhaltensänderung, 40% überlegen noch und nur 20% nehmen es sich konkret vor (Prochaska 2001). Von den Entschlossenen müssen dann auch noch

Abbrecher abgezogen werden. Eine wesentliche, handlungsleitende Frage ist also tatsächlich, wie man Menschen zu einer dauerhaften Verhaltensänderung motiviert. Zu dieser Frage soll hier noch mal auf das Transtheoretische Modell der Verhaltensänderung (s. Kapitel 1.1.3) nach Prochaska & DiClemente (1982) zurückgegriffen werden. Wie bereits erläutert, beschreibt das Modell Verhaltensänderungen auf mehreren aufeinanderfolgenden Stufen sowie auch stadienspezifisch wirksame kognitiv-affektive und verhaltensorientierte Strategien, die Änderungen erleichtern können. Aus dem Modell wurde eine spezielle Interventionstechnik abgeleitet: das „Motivational Interviewing", welches Miller und Rollnick 1991 primär für die Suchtbehandlung entwickelten (in deutscher Übersetzung: Miller & Rollnick 1999), aber auch in der Gesundheitsberatung eine große Bedeutung erlangt hat (Keller et al. 2001). Der Ansatz trägt der Erkenntnis Rechnung, dass viele Abbrüche von Interventionen auf der ersten Stufe der Verhaltensänderung, nämlich der Absichtslosigkeit, auftreten (Prochaska 2001). Die Methode des „Motivational Interviewing" stellt insofern auch eine Maßnahme zur Rückfallprävention dar, die mittlerweile auf eine Vielzahl anderer Verhaltensprobleme übertragen wurde. Die Darstellung hier erfolgt in sehr knapper Übersicht nach der deutschsprachigen Ausgabe des Originals (Miller & Rollnick 1999).

Das *Grundprinzip* des „Motivational Interviewing" (im Folgenden mit MI abgekürzt) besteht darin, gezielt an der Motivation zu einer Verhaltensänderung zu arbeiten und dadurch die Wahrscheinlichkeit zu erhöhen, eine Verhaltensänderung zu initiieren und aufrechtzuerhalten. Das MI ist eine Beratungsmethode, die sich spezieller Frage- und Gesprächsführungstechniken bedient. Hierzu werden auch in Deutschland spezielle Weiterbildungen angeboten (s. Kontakte).

Basisprinzipien motivierender Gesprächsführung
Dem MI liegt eine Philosophie aus fünf Prinzipien zugrunde, auf der die einzelnen Interventionsstrategien basieren:

(1) Empathie ausdrücken: Aktives Zuhören mit empathischer Wärme und Akzeptanz, was allerdings nicht voraussetzt, inhaltlich mit den KlientInnen übereinzustimmen.

(2) Diskrepanzen entwickeln: Bewusstsein über die negativen Konsequenzen des Problemverhaltens und die positiven Konsequenzen des Zielverhaltens entwickeln, Diskrepanzen zwischen dem aktuellen Verhalten und wichtigen Zielen herausarbeiten, wobei Ratsuchende die Argumente selbst liefern sollte.

(3) Beweisführungen vermeiden: Keine Vorwürfe, keine Konfrontationen, weil dadurch Abwehr und Widerstand erzeugt wird.

(4) Den Widerstand aufnehmen: Wenn Widerstände oder Ambivalenzen auftauchen, sollten diese nicht bekämpft, sondern konstruktiv genutzt werden, indem sie zu den KlientInnen als kompetenten Ratgebern zurückgelenkt werden.

(5) Selbstwirksamkeit fördern: Unter Selbstwirksamkeit versteht man das Vertrauen einer Person in ihre Fähigkeiten, Aufgaben erfolgreich zu lösen.

Strategien der Motivationsförderung

Auf diese Basisprinzipien als Haltung der BeraterInnen werden spezielle Interventionsstrategien aufgebaut, die wiederum den Stadien des Transtheoretischen Modells der Verhaltensänderung zugeordnet werden können – einen Überblick gibt folgende, an Miller & Rollnick (1999: 34) angelehnte Tabelle:

Tabelle 1: Stadien der Veränderung und Aufgaben der Beratungskraft nach dem Motivational Interviewing (nach Miller & Rollnick, 1999)

Stufe der Verhaltensänderung	Motivierende Aufgaben des/r BeraterIn
Absichtslosigkeit	Wahrnehmung von Problemen und Risiken des aktuellen Verhaltens fokussieren; Zweifel aufkommen lassen
Absichtsbildung	Gleichgewicht zwischen Wunsch nach Veränderung und Wunsch, alles beim Alten zu lassen, labilisieren; Veränderungsgründe und Risiken des Beibehaltens des aktuellen Verhaltens herausarbeiten
Vorbereitung	Bei der Entscheidung für den besten Weg der Veränderung helfen
Handlung	Bei geeigneten Schritten in Richtung Veränderung helfen
Aufrechterhaltung	Bei der Entwicklung und dem Einsetzen geeigneter Strategien zur Rückfallprophylaxe helfen
Rückfall	Sich nicht entmutigen oder blockieren lassen! Stattdessen helfen, den Prozess der Absichtsbildung, Vorbereitung und Handlung wieder aufzunehmen

Strategien in der Anfangsphase

Für die Anfangsphase (insbesondere also die Phase der Absichtslosigkeit und die frühe Phase der Absichtsbildung) im MI werden fünf hilfreiche Strategien beschrieben, von denen die ersten vier im Wesentlichen auf der Klientenzentrierten Gesprächsführung basieren (Miller & Rollnick 1999: 82 ff.):

- *Offene Fragen stellen:* Beratende ermutigen ihre KlientInnen mit einer auffordernden Haltung und offenen Fragen, von ihrem Problem zu berichten.
- *Aktiv zuhören:* Die Selbstexploration wird gefördert, ohne vorschnelle Lösungen aufzudrängen. Der Sinngehalt des von den KlientInnen Gesagten wird entschlüsselt und ihnen i.s. einer Feststellung wieder zur Verfügung gestellt.
- *Bestätigen:* Lob, Anerkennung und Verständnis entgegenbringen.
- *Zusammenfassen:* Das von KlientInnen Gesagte zusammenzufassen hilft, Ambivalenzen deutlich zu machen.
- *Selbstmotivierende Aussagen* (durch die KlientInnen selbst) *hervorrufen:* Problembewusstsein hervorrufen, Besorgnis über Probleme ausdrücken, eine Veränderungsabsicht äußern oder Zuversicht im Hinblick auf eine Veränderung ausdrücken. Es werden eine Reihe von Techniken beschrieben, die helfen, solche Aussagen hervorzurufen:
  – Offene, auffordernde Fragen
  – Entscheidungs-Waage (positive und negative Aspekte des aktuellen Verhaltens besprechen: Vorteil-Nachteil-Matrix)
  – Ausführliche Darstellung jedes motivierenden Themas (z.B. um konkrete Beispiele bitten)
  – Extreme benutzen (z.B. die größte Sorge, die unangenehmste Konsequenz)
  – Zurückschauen auf die Zeit vor dem Auftreten des Problems und diese mit der gegenwärtigen Situation vergleichen
  – Nach vorn blicken und sich eine bessere Zukunft vorstellen
  – Zentrale Werte und Ziele herausfinden und Widersprüche zum aktuellen Verhalten herausarbeiten
  – Paradox intervenieren (sich auf die „Ich-habe-kein-Problem"-Seite der KlientInnen stellen)

Mit Hilfe dieser Strategien sollte es gelingen, eine ausreichende Motivation herzustellen, um zumindest eine klare Absicht zur Veränderung zu bilden, was auch einem vorzeitigen Abbruch des Beratungsprozesses entgegenwirken sollte.

Strategien zur Stärkung der Selbstverpflichtung
Ist die Absicht zur Verhaltensänderung spürbar, ist es nötig, dass die BeraterInnen die Strategien wechseln. Es ist nunmehr ihre Aufgabe, die Selbstverpflichtung der Ratsuchenden so zu stärken, dass sie in die Phase der Vorbereitung übertreten können. Dabei lenken die BeraterInnen das Beratungsgeschehen

vorsichtig, ohne allerdings ihrerseits die Richtung vorzugeben. Folgende Strategien können zur Anwendung kommen:
- *Zusammenfassung* der aktuellen Situation der KlientInnenen inkl. ihrer selbstmotivierenden Äußerungen, ihrer Ambivalenzen, aber auch der (möglichst) objektiven Risiken und Probleme, gefolgt von
- *Schlüsselfragen,* was ein/e KlientIn als nächsten Schritt tun will.
- *Informationen und Ratschläge* sollten so sparsam wie möglich und erst nach expliziter Nachfrage durch die KlientInnen erfolgen – wenn es aber passend erscheint, sollten die Beratenden auf ihre eigene Einschätzung der Situation vertrauen.
- *Einen Plan aushandeln* mit den Schritten: (1) Ziele festlegen, (2) Veränderungsalternativen abwägen und (3) einen konkreten Veränderungsplan erstellen.
- *Finale:* Die Beratenden führen die KlientInnen zur Selbstverpflichtung, also zur Zustimmung zu dem formulierten Plan.

Erst wenn auch die letzte Phase erfolgreich durchlaufen ist und die KlientInnen eine ernsthafte Selbstverpflichtung abgegeben haben, sind sie wirklich bereit, in die Phase der Handlung einzutreten und konkrete Schritte der Veränderung einzuleiten. Zuweilen wird sich allerdings herausstellen, dass trotz intensiver Vorbereitung die Motivation der KlientInnen doch noch nicht ausreicht. Hier ist von Beratenden besonders viel Geduld und Verständnis gefordert, gemeinsam mit den KlientInnen wieder zurückzugehen auf frühere Stufen und erneut an der Motivation zu arbeiten.

Das große Verdienst des Ansatzes besteht darin, dass der Motivationsphase sehr explizit Aufmerksamkeit geschenkt wird. Viele andere Beratungs- bzw. therapeutische Ansätze schenken dieser deutlich weniger Beachtung, und wenn es z.B. zu Therapieabbrüchen kommt, wird teilweise lediglich der Widerstand der Ratsuchenden oder ihre mangelnde Motivation angeführt, obwohl es die Aufgabe der Beratenden ist, Widerstände frühzeitig aufzugreifen und bestenfalls zu reduzieren. Das MI ist also ein Verfahren, welches sich insbesondere in der Beratung sehr gut eignet, da die Beratung, im Unterschied zur Psychotherapie, eher zum Ziel hat, Prozesse zu initiieren, als sie dann längerfristig zu begleiten.

Das MI wurde wie erwähnt ursprünglich für die Behandlung von Suchtkranken entwickelt und hat in diesem Bereich auch die breiteste Anwendung erfahren. In einem groß angelegte Review von 46 kontrollierten Studien konnte eindrucksvoll der Erfolg von Kurzinterventionen (1–3 Sitzungen) bei Alkoholproblemen von über 6000 Menschen in 14 Ländern belegt werden (Bien et al. 1993b). Darunter befanden sich auch einige Studien, die explizit das Motivation Interviewing anwendeten (Bien et al. 1993a, Brown & Miller 1993). In einem anderen Review speziell zur Anwendung des MI bei Alkoholkonsum wurde seine Effektivität in insgesamt 22 Studien bestätigt (Vasilaki et al. 2006). Selbst bei einer Klientengruppe mit Doppeldiagnosen von Sucht und Psychosen zeigte sich das MI als erfolgreich (Bechdolf et al. 2005). Eine weiteres Review von 29 randomisierten Studien fand insgesamt positive Effekte des Motivational Interviewing bei Substanzmissbrauch, Rauchen, HIV-Risikoverhalten und Ernährungs-/Bewegungsumstellung (Dunn et al. 2001). Und schließlich zeigte sich in einem aktuelleren Review über 72 randomisierte Kontrollgruppen-Studien ein Erfolg der Motivational-Interviewing-Technik bei 72% der Behandelten mit körperlichen und bei 75% mit psychischen Erkrankungen (Rubak et al. 2005). Die vielfältigen Forschungsaktivitäten zeigen sehr eindrucksvoll die weite Verbreitung der Technik und belegen die guten Erfolge dieser Kurzintervention. Das MI findet z.b. auch Eingang in spezialisierte Trainingsprogramme wie das Nichtraucher-Training der BZgA (Curriculum „Anti-Rauchkurs"). Kontaktadressen zur Ausbildung in diesem Verfahren finden sich im Anhang.

2.3 Kooperation in professionellen Netzwerken der gesundheitlichen wie psychosozialen Versorgung

Vor dem Hintergrund knapper Ressourcen und Kostendruck einerseits sowie der zunehmenden Komplexität im Informationszeitalter andererseits kommt der Netzwerkperspektive eine besondere Bedeutung zu (Straus 2007). Bereits in den 1970er Jahren wurde der Begriff der Netzwerkarbeit in der psychosozialen Versorgung geprägt (z.B. Röhrle 1994, Rueveni 1979, Straus 2002). Im Rahmen soziologischer Theoriebildung wird der Begriff „Netzwerk" als zentrale Beschreibungskategorie zur Gesellschaftsanalyse verwendet (Straus 2007). Auch in den neueren Lösungs- und ressourcenorientierten Ansätzen der Beratung stellt die Netzwerkperspektive ein zentrales Interventionsprinzip dar. So liegt es nahe, dass für die Beratung in Kontexten der Gesundheitsförderung und Prävention Aspekte der Kooperation und Weiterverweisung in professionellen Netzwerken der psychosozialen wie gesundheitlichen Versorgung eine zentrale Basiskompetenz darstellen (vgl. Schleider & Wolf 2007).

Netzwerkarbeit zielt generell darauf ab, vorhandene Netzwerke zu stärken, neue Netzwerke aufzubauen oder ungünstige Netzwerkstrukturen zu verändern bzw. aufzugeben. Grundsätzlich kann man die klientenbezogene von der organisationsbezogenen Netzwerkarbeit unterscheiden (vgl. Straus 2007).

2 Basiskompetenzen in der gesundheitsbezogenen Beratungsarbeit

Akteure in professionellen Netzwerken der gesundheitlichen und psychosozialen Versorgung – Professionelle Netzwerke konstituieren sich zum einen aus den Fachkräften unterschiedlicher Fachdisziplinen der Pädagogik (inkl. Schulpädagogik, Erwachsenenbildung und Sozialpädagogik), Psychologie (inkl. Klinische und Rehabilitationspsychologie) und Medizin (medizinische Subdisziplinen, z.B. Innere Medizin, Neurologie etc.). Die beteiligten Berufsgruppen (z.b. aus Kinder- und Jugendlichenpsychotherapie, Kinder- und Jugendpsychiatrie, Ärztlicher und Psychologischer Psychotherapie, Sozialpädagogik, Sozialarbeit, Heilpädagogik, Sonderpädagogik, Diplompädagogik, Erziehung, Heilerziehungspflege, Ergotherapie) verfügen über sehr unterschiedliche Ausbildungsgänge, die nicht immer einer akademischen Disziplin eindeutig zuzuordnen sind.

Diese Fachkräfte sind in den verschiedenen Einrichtungen bzw. Institutionen der gesundheitlichen wie psychosozialen Versorgung tätig, deren Finanzierung und Rechtsformen ebenfalls sehr unterschiedlich sind (s. Tab. 2).

2 Basiskompetenzen in der gesundheitsbezogenen Beratungsarbeit

Tabelle 2: Einrichtungen und Institutionen im Netzwerk gesundheitlicher und psychosozialer Versorgung im Überblick

Einrichtung	Finanzierung	Beispiele
Medizinische/ Therapeutische Einrichtungen	Krankenversicherungen	• Kliniken der Akutversorgung • Tageskliniken und ambulante klinische Versorgungseinrichtungen • Praxen (z.B. sozialpädiatrische Praxen)
Rehabilitationseinrichtungen	Rehabilitationsträger bzw. gesetzliche Rentenversicherung	• Rehabilitationskliniken für Kinder mit chronischen Erkrankungen (Asthma, Adipositas, Neurodermitis) • Rehabilitationskliniken für Herz-Kreislauf-Erkrankungen
Einrichtungen der Jugendhilfe	staatliche, kirchliche oder freie Trägerschaften	• Ambulante Einrichtungen (z.B. aufsuchende Familienhilfe) • Teilstationäre Einrichtungen (z.B. heilpädagogische Horte) • Vollstationäre Einrichtungen (z.B. heiltherapeutische Heime)
Ämter und Behörden	staatliche bzw. städtische Finanzierung	• Sozial-, Jugend- und Gesundheitsamt (z.B. Schuldnerberatung, Sucht-/ Drogenberatung, Ehe-, Familien-, Erziehungsberatung) • Referate der Stadtverwaltungen und der Regierungspräsidien (z.B. Suchtprävention)
Weitere Einrichtungen der Jugend- und Sozialarbeit sowie der Beratungs- und Bildungsarbeit	staatliche, städtische, kirchliche oder freie Trägerschaften (z.B. Diakonie und Caritas)	• Sexualberatung • Jugendbildungshäuser • Jugendberatungsstellen • Street-Work • diverse Projekte
Strafrechtsbezogene Einrichtungen	staatlich (z.B. Strafvollzug)	• Jugendgerichtshilfe • Einrichtungen der Sicherheitsverwahrung
Schulische Bildungs- und Beratungseinrichtungen	staatliche, kirchliche oder freie Trägerschaften	• Regelschulen (z.B. Gesundheitsförderung im Unterricht) • Sonderschulen für div. Behinderungen • Schulen für Erziehungshilfe • Schulpsychologische Dienste

Je nach Problemlage kooperieren jeweils unterschiedliche Fachkräfte und Einrichtungen. Dies kann am Beispiel des professionellen Netzwerkes bei ADHS veranschaulicht werden (s. Abb. 6).

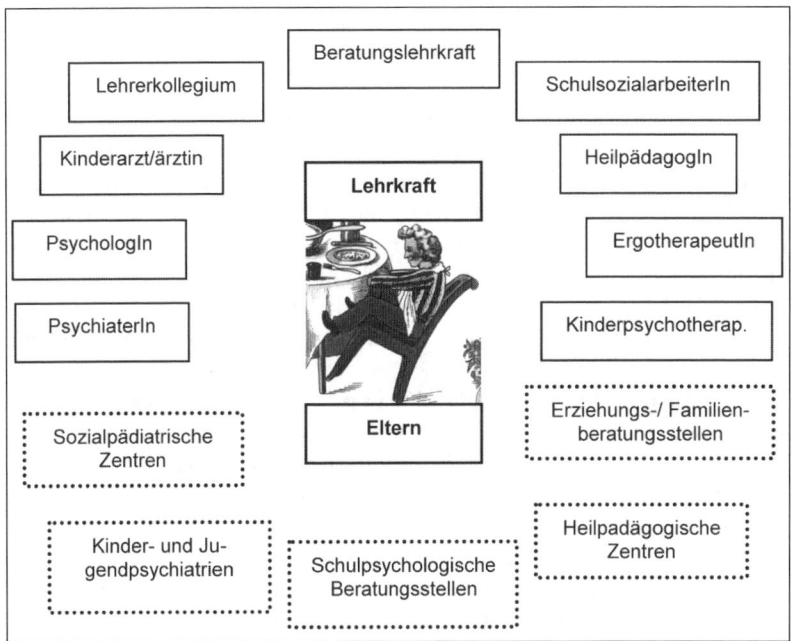

Abbildung 6: Netzwerk professioneller Hilfen am Beispiel der Fachkräfte und Einrichtungen des professionellen Netzwerkes bei ADHS (nach Schleider et al. 2011).
Erläuterungen: schwarz umrandet: Fachkräfte; gepunktet umrandet: Einrichtungen

Klientenbezogene Netzwerkarbeit – Die professionelle Netzwerkarbeit wird ergänzt durch die klientenbezogene Netzwerkarbeit, in denen die individuellen sozialen Unterstützungsnetzwerke fokussiert werden. Typische Methoden netzwerkbezogener Interventionen sind die Netzwerkanalysen mittels personenzentrierter Netzwerkkarten (Schleider & Wolf 2007) oder standardisierter Fragenbögen und Interviewleitfäden zur Erfassung personaler Ressourcen (Röhrle & Sommer 1998). Diese werden auch im Kontext der ressourcenorientierten Beratung berücksichtigt (s.o.).

Bei der Einbeziehung sozialer Bezugssysteme (Röhrle & Sommer 1998, Straus 2002, Straus & Höfer 1998) können unterschiedliche Strategien verfolgt werden (Schleider & Wolf 2008):

2 Basiskompetenzen in der gesundheitsbezogenen Beratungsarbeit

- Stärkung und „Empowerment" vorhandener förderlicher sozialer Netzwerke, z.B. durch Psychoedukation und Beratung,
- Aufbau neuer Netzwerke (z.B. Freundschaften, Integration in Gruppenaktivitäten),
- Distanzierung von schädigenden sozialen Bezugssystemen (z.B. Missbrauch in der Familie, delinquente Peergroup).

Ziele der Kooperation in professionellen Netzwerken – Ziel ist es, die Ratsuchenden und deren Angehörige effektiv dabei zu unterstützen, mit den verschiedenen Fachkräften und Einrichtungen dieses Netzwerkes zu kooperieren und die Ratsuchenden ggf. weiterzuverweisen. Durch die Kooperation in professionellen Netzwerken wird eine Verbesserung der Versorgung erreicht, da die einzelnen Fachkräfte ihre jeweiligen Kompetenzen einbringen und somit zu einer Differenzierung des Verständnisses der Problematik sowie zu einer Erweiterung der Handlungsmöglichkeiten beitragen können (von Kardoff 1998).

Voraussetzungen für die Kooperation in professionellen Netzwerken – Voraussetzung für eine effektive Kooperation ist es, die Kompetenzen beteiligter Fachkräfte und Einrichtungen im Prinzip zu kennen (z.B. Wer ist für diagnostische Abklärung, Akutversorgung oder Rehabilitation zuständig? vgl. Schleider et al. im Druck). Dieses Wissen muss auf die regionalen Gegebenheiten und Besonderheiten bezogen werden (spez. klinische Einrichtungen oder typische lokale Beratungsstellen) und kann sinnvoll ergänzt werden um die professionellen Kooperationserfahrungen in der Alltagspraxis.

Außer diesen strukturellen Merkmalen muss die Beratungskraft die üblichen Verweisungswege in ihrer regionalen Ausprägung kennen und bei Asymmetrien ggf. gegensteuern.

Für das Gelingen der professionellen Kooperation ist ein regelmäßiger Informationsaustausch erforderlich (z.B. behandelnder Arzt und Gesundheitspädagoge, der die Schulung durchführt). Diesem Informationsaustausch ist durch die Schweigepflicht Grenzen gesetzt. D.h., die Fachkraft ist auch verpflichtet, die rechtlichen Grundlagen der Kooperation (z.B. Datenschutz, Schweigepflicht) zu kennen (Schleider et al. im Druck).

Mögliche Kooperationsschwierigkeiten in professionellen Netzwerken – Die verschiedenen Fachkräfte verwenden unterschiedliche Fachtermini, Erklärungsmodelle oder Interventions- und Fördermethoden (von Kardoff 1998).

Auch die Verschiedenheit der Organisationskulturen in den beteiligten Einrichtungen (z.B. Klinik, Schule, Jugendhilfeeinrichtung) kann eine Zusammenarbeit erschweren.

Leistungen der gesundheitlichen und psychosozialen Versorgung werden von unterschiedlichen Trägern finanziert, was ebenfalls die Kooperation und Weiterverweisung erschwert. Nicht zuletzt sind die unterschiedlichen Ausbildungsniveaus und die damit verbundenen Hierarchien (inkl. Vergütung) Ursachen für Kooperationsprobleme.

Netzwerkbezogene Anforderungen an die in der Gesundheitsberatung tätigen Fachkräfte – Bezogen auf das professionelle Netzwerk muss mit den beteiligten Fachkräften kooperiert werden z.b. durch regelmäßigen Informationsaustausch (s. auch Abb. 7). Je nach Problemlage müssen die KlientInnen an andere Einrichtungen und andere Fachkräfte der gesundheitlichen und psychosozialen Versorgung weiterverwiesen werden. Fachkräfte in der Gesundheitsberatung übernehmen zudem Aufgaben in der Diagnostik und Intervention bei bestimmten Problemlagen. Hier ist zu klären, welche Problematik überhaupt vorliegt, wie diese bedingt ist und was wie zu tun ist. Darüber hinaus sind die beteiligten Bezugspersonen der KlientInnen bzw. ihres sozialen Netzwerkes einzubeziehen.

2 Basiskompetenzen in der gesundheitsbezogenen Beratungsarbeit

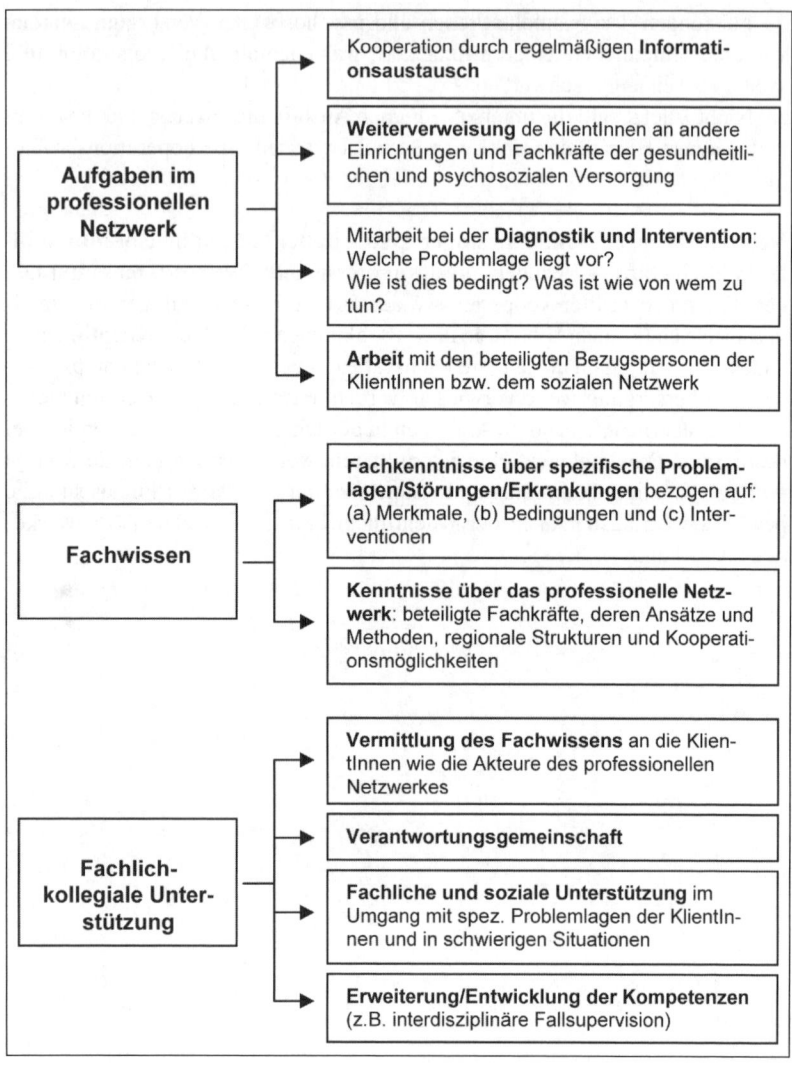

Abbildung 7: Netzwerkbezogene Anforderung für Fachkräfte der gesundheitsbezogenen Beratung

Die Fachkraft muss zudem über detailliertes Fachwissen verfügen, speziell zu möglichen Problemlagen, Störungen, Erkrankungen, deren relevanten Merkmalen, Bedingungen und Interventionen; aber auch zum professionellen Netzwerk: die beteiligte Fachkräfte, deren Ansätze und Methoden sowie regionale Strukturen und Kooperationsmöglichkeiten. Sie muss zudem in der Lage sein, dieses Wissen an KlientInnen und die Akteure des professionellen Netzwerkes zu vermitteln.

Eine weitere Anforderung liegt auch in der gegenseitigen Unterstützung der Akteure des Netzwerkes, die bezogen auf die Ratsuchenden in einer Verantwortungsgemeinschaft stehen. Die Unterstützung kann sich beschränken auf fachliche Unterstützung zu spezifischen Problemlagen, sich aber auch durch soziale Unterstützung in schwierigen Situation ausdrücken. Gemeinsam kann hier auch eine Erweiterung der Fachkompetenzen der beteiligten Fachkräfte erreicht werden.

2.4 Übungsbeispiele

Übungsbeispiel zu den Basiskompetenzen der Beratung
Führen Sie ein Rollenspiel zur gesundheitsbezogenen Beratung durch: (a) Rollen: BeraterIn, KlientIn, BeobachterIn. (b) Wählen Sie eine Thematik gesundheitsbezogener Beratung aus den Bereichen „Stressbewältigung", „Ernährungsverhalten", „Bewegungsverhalten". (c) Führen Sie anhand des handlungstheoretisch fundierten Rahmenmodells ein Beratungsgespräch durch, indem Sie versuchen, einzelne Methoden und Techniken der klassischen Ansätze anzuwenden. (d) Evaluieren Sie das Gespräch unter Berücksichtigung der Sicht des/r KlientIn, des/r BeraterIn und des/r BeobachterIn hinsichtlich des verbalen und nonverbalen Verhaltens von BeraterIn und KlientIn. (e) Beschreiben Sie die verwendeten Basiskompetenzen. Welche Basiskompetenzen haben gefehlt?

Übungsbeispiele zum Motivational Interviewing
(1) Führen Sie ein Rollenspiel zu einer Beratungssituation vor. Sie brauchen dazu eine/n BeraterIn, eine/n KlientIn und bestenfalls ein/e oder zwei BeobachterInnen. Stellen Sie sich eine Situation vor, in der der/die KlientIn z.B. das Rauchen aufgeben oder sich regelmäßig bewegen möchte. Versuchen Sie als BeraterIn, nach der beschriebenen Technik bei der/dem KlientIn *selbstmotivierende Aussagen hervorzurufen*.

(2) Führen Sie nach dem gleichen Muster ein weiteres Rollenspiel durch, bei dem der/die KlientIn ein persönliches Problem beschreibt. Versuchen Sie als BeraterIn, *Diskrepanzen* zwischen dem Ist-Zustand und dem gewünschten Zielzustand zu entwickeln.

2 Basiskompetenzen in der gesundheitsbezogenen Beratungsarbeit

(3) Reflektieren Sie für sich selbst, warum es Ihnen zu bestimmten Zeiten im Leben nicht gelungen ist, ein ungesundes Verhalten (z.b. zu wenig Bewegung, ungünstiges Essverhalten, Gebrauch von Genussmitteln wie Alkohol, Nikotin, Koffein) zu verändern. Welche Rolle spielte dabei Ihre Motivation?

Übungsbeispiel zur Netzwerkarbeit
Recherchieren Sie das Netzwerk der psychosozialen wie der gesundheitlichen Versorgung Ihrer Region zu ausgewählten Problemstellungen (z.b. Suchtprävention, Ernährungsberatung, Bewegungsförderung) oder Adressaten (z.B. Kinder, Jugendliche, Erwachsene, Frauen, Männer) der Gesundheitsberatung.

3 Methoden der Diagnostik, Evaluation und Pädagogischen Qualitätssicherung in der gesundheitsbezogenen Beratungsarbeit

3.1 Methoden der Diagnostik in der Beratungsarbeit

Zusammenfassung
Bezogen auf das handlungstheoretische Metamodell liegt die Bedeutung diagnostischer Methoden insbesondere in der Situationsanalyse und der Evaluation. Beispielsweise dienen diese in der Situationsanalyse der Erfassung der Problemlage sowie der relevanten Bedingungen. Hierfür stehen Interview- und Beobachtungsmethoden, Fragebogenverfahren und Leistungstests sowie reaktionsoffene Verfahren zur Verfügung. Fehlerquellen können in der Methode selbst, den Ratsuchenden sowie in der die Methode anwendenden Fachkraft begründet liegen.

Was sollen diagnostische Methoden in der Beratung leisten? Kernfragen der Diagnostik im Rahmen von Beratungsprozessen sind:
- Situationsanalyse: Welche Problematik liegt aktuell vor? Warum liegt diese Problematik vor?
- Ziel-Mittel-Analyse: Welche Ziele sollen wie erreicht werden?
- Evaluation: Welche Ziele wurden erreicht? Wie sieht die Prognose aus?

Zur Beantwortung dieser Fragen gibt es eine Vielzahl psychodiagnostischer Methoden und Einzelverfahren. Diese werden zum Zweck eines einführenden Überblicks am besten nach der Methode der Datenerhebung gegliedert vorgestellt (Fisseni 2004). Im Folgenden wird deshalb zwischen Interview- und Beobachtungsmethoden, Fragebogen- und Leistungsprüfmethoden, reaktionsoffenen Verfahren sowie ergänzenden Methoden unterschieden.

Interviewmethoden – Ein Interview ist eine zielgerichtete mündliche Kommunikation, um Informationen über Verhalten und Erleben von KlientInnen zu erhalten (Jäger & Petermann 1999). Interviewmethoden zeichnen sich durch eine breite Anwendbarkeit aus. Man unterscheidet je nach Untersuchungsgegenstand verschiedene Arten, die jeweils unterschiedlich stark strukturiert sein

3 Methoden der Diagnostik, Evaluation und Pädagogischen Qualitätssicherung

können: (a) *deskriptive Interviews*, z.b. das Erfragen biographischer Merkmale im Rahmen von Lebenslaufanalysen; (b) ätiologisch orientierte Interviews zur Erfassung von Ursachen und Bedingungen der Störung, z.b. anamnestische Interviewleitfäden; (c) *Interviews zur psychiatrischen Klassifikation*; oder (d) *psychotherapeutische Interviews* zur Indikationsstellung oder zur Bestimmung von Therapiezielen.

Beobachtungsmethoden – Beobachtungsmethoden bilden die wesentliche Grundlage jeglicher Diagnostik. Gegenstand der Beobachtung können dabei alle Merkmale des Verhaltens und Erlebens von Personen sein, die für eine bestimmte Fragestellung von Interesse sind.

Man unterscheidet verschiedene Beobachtungsmethoden: (a) nach dem *Typ der Datenerhebung*, z.B. Selbst- oder Fremdbeobachtung, teilnehmende oder nicht-teilnehmende Beobachtung, Beobachtung in künstlichen oder natürlichen Situationen; (b) nach der *Beobachtungsstichprobe*, z.B. Dauerbeobachtung oder Beobachtung eines bestimmten Ereignisses wie aggressives Verhalten. (c) Des Weiteren unterscheidet man gemäß dem *Beobachtungssystem* grundsätzlich die systematische von der unsystematischen Verhaltensbeobachtung. Erstere erfolgt dabei meist anhand von Zeichen- oder Kategoriensystemen oder Schätzskalen.

In der Praxis finden oft einfache Kategoriensysteme oder Schätzskalen Anwendung, um Verhaltensweisen nach Auftretenshäufigkeit und Stärke der Ausprägung zu beurteilen. Zur Objektivierung der Verhaltensbeobachtung werden auch technische Hilfsmittel wie Videokameras oder Geräte zur Erfassung ganz bestimmter Verhaltensmerkmale eingesetzt. Anzumerken ist, dass insbesondere bei der retrospektiven Einschätzung von Verhaltensweisen die Grenzen zwischen Beobachtungs- und Fragebogenmethoden fließend sind.

Fragebogenmethoden – Diese Methoden basieren meist auf mehr oder weniger standardisierten Selbst- oder Fremdbeschreibungen. Man setzt sie sehr häufig ein, weil so sehr viele diagnostische Informationen relativ ökonomisch erhoben werden können. Da ein großer Teil dieser Verfahren nach testtheoretischen Modellen konstruiert und normiert wurde, kann man die Ergebnisse mit altersgleichen Probandengruppen vergleichen. Außer der üblichen Papier-Bleistift-Version werden hier in der Durchführung und Auswertung neuerdings auch oft computergestützte Versionen eingesetzt. Man unterscheidet drei Gruppen von Fragebogenmethoden:

(a) *Persönlichkeitsfragebögen* sind Verfahren, bei denen versucht wird, anhand der Selbstbeschreibung der KlientInnen auf bestimmte Persönlichkeitseigenschaften zu schließen. Ein typisches Beispiel ist das Freiburger-Persönlichkeitsinventar (revidierte Form FPI-R, Fahrenberg et al. 2010). Die theoretische Grundlage dieser Verfahren bilden meist Persönlichkeitsmodelle, die im Rahmen der empirischen Persönlichkeitsforschung häufig mittels statistischer Methoden entwickelt wurden. Eine differenzierte und individuelle Beurteilung der Persönlichkeitsstruktur ist allerdings mit diesen Verfahren nicht möglich. Hierzu kann auch die Sense of Coherence Scale (SOC) von Antonovsky gezählt werden, die das Kohärenzgefühl erfasst (deutsche Version: Abel et al. 1995), da Antonovsky selbst das Kohärenzgefühl als zeitlich überdauernde Eigenschaft ansieht (s.o.).

(b) *Einstellungs- und Interessenstests* können sinnvollerweise eingesetzt werden, um einerseits gesundheitsspezifische Kognitionen und Verhaltensweisen (z.B. Fragebogen zur Erfassung des Gesundheitsverhaltens FEG, Dlugosch & Krieger 1995) und andererseits die Veränderungsmotivation zu erfassen (z.b. Fragebogen zur Messung rehabilitationsbezogener Erwartungen und Motivationen FREM-17, Deck et al. 1998) und damit mögliche Behandlungserfolge grob abzuschätzen (z.B. die Einstellung zum Rauchen).

(c) Bei den *klinischen Fragebögen* unterscheidet man einerseits klinische Tests zur Abklärung einer bestimmten Symptomatik, z.B. den Münchner Alkoholismus Test MALT (Feuerlein et al. 1979) zur Grobdiagnostik von Alkoholismus. Eine weitere Untergruppe dient der Veränderungsmessung und der Prozessdiagnostik im Verlauf eines psychotherapeutischen Prozesses (s.u.). Typische Beispiele hierfür sind die Kieler Änderungssensitive Symptomliste KASSL (Zielke 1979), die auf Annahmen der Klientenzentrierten Psychotherapie beruht, und die Stunden-Bögen nach Grawe (Grawe & Braun 1994).

An dieser Stelle sei auf die umfassende Sammlung klinisch-diagnostischer Interview- und Ratingskalen für das Erwachsenen- wie Kindes- und Jugendalter, diagnostischer Verfahren in der Beratung, Psychotherapie und Rehabilitation sowie auf Verfahren zur Erfassung von Lebensqualität und Wohlbefinden hingewiesen (z.B. Diagnostische Verfahren für die Beratung, Klann et al. 2003, Diagnostische Verfahren in der Psychotherapie, Brähler et al. 2002, Diagnostische Verfahren zu Lebensqualität und Wohlbefinden, Schumacher et al. 2003, Klinische Interviews und Ratingskalen, Strauß & Schumacher 2004, Diagnostische Verfahren in der Rehabilitation, Bengel et al. 2008, Klinisch-psychiatrische Ratingskalen für das Kindes- und Jugendalter, Barkmann et al. 2010).

Leistungstests – Für eine Vielzahl von diagnostischen Fragestellungen ist es notwendig, Angaben über die Leistungsfähigkeit in kognitiven, motorischen oder sensorischen Funktionen der Ratsuchenden zu erhalten. Die Durchführung und die Auswertung dieser Tests sind meist standardisiert und normiert, sodass die individuelle Leistung meist mit einer altersgleichen Normstichprobe verglichen werden kann. Man unterscheidet folgende wichtige Gruppen von Leistungstests:

(a) Mit *Entwicklungstests* versucht man, den Entwicklungsstand eines Kindes bis ca. zum Alter von fünf Jahren zu erfassen. Üblicherweise werden hier Fein- und Grobmotorik, Sprachentwicklung sowie weitere sensorische und kognitive Fertigkeiten erhoben.

(b) Eine wichtige Gruppe der Leistungstests sind die *Intelligenztests*. Fähigkeiten, die hiermit erfasst werden, sind z.b. allgemeines Wissen, Verständnis der sozialen Umwelt und sozialer Abläufe, Merkfähigkeit, abstraktlogisches Denken, Wortschatz, Konzentration. Ein typisches Beispiel ist der Wechsler-Intelligenztests für Erwachsene, der jetzt auch in einer revidierten Form vorliegt (WIE, von Aster et al. 2006, ehemals HAWIE-R, Tewes 1991).

(c) Zur Gruppe der *Schultests* gehören Einschulungstests sowie Verfahren zur Erfassung ganz bestimmter Leistungen, z.B. die Prüfung der Rechtschreibung mit dem diagnostischen Rechtschreibtest für zweite Klassen (DRT-2, Müller 2003).

(d) *Allgemeine Leistungstests* erfassen Funktionen, die allgemeine Voraussetzungen für höhere geistige Leistungen darstellen, z.B. die Konzentrationsfähigkeit, geprüft mit dem Aufmerksamkeits-Belastungs-Test (Brickenkamp 2002).

(e) *Spezielle Funktionsprüfungs- und Eignungstest* sind Verfahren, mit denen, wie der Name sagt, ganz bestimmte Funktionen und Fähigkeiten erfasst werden, z.B. die Dominanz der rechten oder linken Hand (H-D-T Hand-Dominanz-Test, Steingrüber 2010).

(f) Des Weiteren ist auf die Gruppe der *neuropsychologischen Tests* hinzuweisen. Hier werden systematisch verschiedene aufeinander bezogene kognitive Fertigkeiten erfasst. Man spricht daher auch von neuropsychologischen Testbatterien. Diese eher aufwendigen Verfahren werden meist in neurologischen oder psychiatrischen Kliniken eingesetzt.

Reaktionsoffene Methoden – Diese Verfahren gehen auf die psychoanalytisch fundierten projektiven Methoden zurück und werden auch als projektive oder Entfaltungs- und Gestaltungsverfahren bezeichnet. Sie dienen dazu, Konflikte, Probleme und Ängste sowie Wünsche und Motive auszudrücken, die ein/e KlientIn nicht bewusst ansprechen kann oder will. Sie werden häufig kombiniert mit anderen Verfahren zur Hypothesengenerierung eingesetzt. Üblicherweise unterscheidet man (Brickenkamp et al. 2002) folgende Gruppen:

(a) Bei den *Formdeuteverfahren* werden den KlientInnen bedeutungsneutrale Reize vorgelegt, z.B. Tintenkleckse beim Rorschach-Test (Rorschach & Morgenthaler 1992). Sie sollen dann beschreiben, was die Figur für sie darstellt. In Ableitung psychoanalytischer Theorien wird davon ausgegangen, dass bei der Interpretation der KlientInnen unbewusste Wünsche und Konflikte zum Ausdruck kommen.

(b) Ein typisches Beispiel für die *verbal-thematischen Verfahren* ist der Thematische Apperzeptionstest (TAT, Murray 1991). Aufgabe der KlientInnen ist es, anhand von Bildvorlagen verschiedene, möglichst dramatische Geschichten zu gestalten. Auch hier geht man davon aus, dass eigene Vorstellungen, Wünsche und Bedürfnisse sowie Umweltanforderungen auf die Inhalte der Geschichte projiziert werden.

(c) Eine dritte Gruppe reaktionsoffener Verfahren bilden *zeichnerische und gestalterische Verfahren*, z.B. der Scenotest (von Staabs 1997). Mit Hilfe des sehr vielfältigen Spielmaterials hat das Kind hier die Möglichkeit, seine Erlebens- und Beziehungswelt darzustellen und sich mit seinen Gefühlen und Konflikten im Spiel auseinanderzusetzen. Es werden dabei nicht nur Einblicke in die Einstellungen zu den Erziehungspersonen, sondern auch in die Persönlichkeitsstruktur möglich.

Projektive Tests erfüllen meist nicht die unter „mögliche Fehlerquellen" beschriebenen Kriterien der Objektivität, Reliabilität und Validität, weswegen die Anwendung, Auswertung und Interpretation dieser Verfahren eine spezielle Schulung und viel Erfahrung benötigen. Diese Verfahren sind für den Beratungskontext nicht geeignet und werden hier nur der Vollständigkeit halber aufgeführt.

Weitere Methoden – Hier sind die *psychophysiologischen Methoden* zu nennen, wie z.B. das Elektromyogramm (EMG). Anwendung finden diese Methoden insbesondere bei psychosomatischen Störungen, z.B. in der Biofeedback-Therapie. Anzumerken ist, dass mit diesen Verfahren weniger störungsspezifische Merkmalsausprägungen nachzuweisen sind. Sie werden daher weniger zu diagnostischen oder differentialdiagnostischen Zwecken eingesetzt. Eine weitere Gruppe bilden sogenannte *objektive Erhebungen*. Diese beziehen sich auf die Erfassung von Lebensdaten aus anderen Datenquellen, z.B. Fotoalben, Archiven, Urkunden. An dieser Stelle ist auch auf weitere Methoden aus der empirischen Sozialforschung (z.B. Flick et al. 1995, Westhoff 1993) hinzuweisen, die ebenfalls in der Psychodiagnostik sinnvoll eingesetzt werden können. Beispielsweise basiert das subjektive Familienbild von Mattejat (1993) zur Diagnostik von Familienstrukturen auf der Methode des semantischen Differentials. Aufgabe der Familienmitglieder ist es, die intrafamiliären Beziehungen mittels Adjektivpaaren einzuschätzen, z.B. „Mein Mann verhält sich mir gegenüber verständnisvoll vs. intolerant oder warmherzig vs. kühl" usw.

Mögliche Fehlerquellen – Bei der Anwendung diagnostischer Verfahren müssen mögliche Fehlerquellen berücksichtigt werden, die die Aussagekraft der Ergebnisse beeinträchtigen können. Diese Fehlerquellen lassen sich am besten nach den am diagnostischen Prozess beteiligten Elementen ordnen:
(a) Eine erste Fehlerquelle stellt die *Untersuchungsmethode* bzw. das benutzte Einzelverfahren selbst dar. Allgemeine Bewertungskriterien für psychodiagnostische Verfahren leiten sich aus der klassischen Testtheorie ab. Sie werden auch als Testgütekriterien bezeichnet. Hier wird gefragt, ob das Messinstrument genau misst (Reliabilität), ob es auch das misst, was es vorgibt zu messen (Validität), und ob es unabhängig vom Testleiter ist (Objektivität). Weitere Nebenkriterien sind: Normierung der Ergebnisse, Ökonomie oder Attraktivität und Aktualität des Untersuchungsmaterials. So besitzen die meisten Intelligenztests im Vergleich zu aktuellen elektronischen und computergestützten Kinderspielsachen einen eher geringen Aufforderungscharakter. Außer diesen allgemeinen Fehlerquellen hat jede der oben vorgestellten Methoden und Einzelverfahren ganz spezifische Schwächen, auf die hier leider nicht im Einzelnen eingegangen werden kann. Differenzierte Beurteilungen der hier vorgestellten Methoden finden sich bei Jäger & Petermann (1999) sowie Fisseni (2004).

(b) Auch durch die *KlientInnen* sind Verfälschungen der Untersuchungsbefunde möglich. Hier sind eine fehlende Motivation, eine schlechte physische Befindlichkeit, z.B. Hunger oder Krankheit, sowie emotionale Belastungen, z.B. Angst vor der Untersuchungssituation, zu nennen. Des Weiteren ist auf typische Antworttendenzen, z.B. Ja-Sage-Tendenz, oder bewusste Verfälschungen hinzuweisen. Auch spezifische Vorkenntnisse bzw. die Geübtheit im Umgang mit einem bestimmten Testmaterial können die Befunde insbesondere bei Leistungstests verfälschen. Schließlich können auch notwendige kognitive und motorische Voraussetzungen, um den Test überhaupt bearbeiten zu können, nicht gegeben sein. So ist die Bearbeitung des HAWIK-R für ein geistig behindertes Kind kaum möglich, da die Aufgabenstellungen z.T. gar nicht verstanden werden.

(c) Nun zu den Fehlerquellen aufseiten des *Untersuchenden.* Hier ist insbesondere auf die typischen Beurteilungsfehler, wie beispielsweise den Mildeeffekt oder die Tendenz zu mittleren Einschätzungen, hinzuweisen. Darüber hinaus sind auch die bereits für die Klientenseite genannten Merkmale, wie mangelnde Motivation, sowie andere aktuelle Einschränkungen auf körperlicher oder emotionaler Ebene als mögliche Fehlerquellen zu berücksichtigen.

Sehr viele Fehler entstehen allerdings auch durch mangelnde Kenntnisse über Durchführung, Auswertung und Interpretation psychodiagnostischer Verfahren.

(d) Hinsichtlich der *räumlichen und zeitlichen Rahmenbedingungen* bestehen mögliche Einflüsse von Tageszeit, Beleuchtungsverhältnissen, Raumtemperatur, Lärmbelastung sowie andere Ablenkungsmöglichkeiten, z.B. anregendes Spielmaterial im Untersuchungsraum.

Nicht zuletzt entstehen weitere Fehlerquellen aus Interaktionen zwischen den genannten Fehlerquellen, vor allem zwischen Untersuchendem/r und KlientIn.

Bedeutung diagnostischer Methoden und Konsequenzen für die Beratung – Die Bedeutung diagnostischer Methoden lässt sich gemäß dem vorgeschlagenen handlungstheoretisch fundierten Praxismodell (s. Kap. 1.3) ableiten. Beispielsweise in der Situationsanalyse erlauben diese Methoden einerseits die objektive Erfassung der konkreten Problemlage, andererseits dienen diese dazu, mögliche Bedingungen für die Entstehung der aktuellen Problematik aufzudecken. In der Phase der Evaluation der professionellen Handlung können mittels diagnostischer Methoden dann die erreichten Ergebnisse erfasst und mit den Zielvorgaben verglichen werden.

Fachkräfte der Gesundheitsförderung sollten Grundkenntnisse über diagnostische Methoden und deren spezifische Stärken und Schwächen erwerben, um vorliegende Befunde anderer Fachkräfte interpretieren und kritisch bewerten zu können. Des Weiteren sollten sie wissen, welche Methoden von welchen Fachleuten in welchen Settings üblicherweise angewandt werden. Ferner sollten sie über technologisches Wissen bezüglich der Durchführung und Auswertung bestimmter Verfahren verfügen, z.B. darüber, wie eine systematische Verhaltensbeobachtung durchgeführt wird.

3.2 Evaluation und Qualitätssicherung in der Beratungsarbeit

Zusammenfassung

Vor dem Hintergrund knapper Ressourcen sowie der erforderlichen Evidenzbasierung beruflichen Handelns müssen Maßnahmen der Evaluation und Qualitätssicherung auch in der Gesundheitsberatung fester Bestandteil beruflicher Praxis sein. Richtlinien für die Evaluation und Qualitätssicherung in der Gesundheitsberatung lassen sich bezüglich Struktur-, Prozess- und Ergebnisqualität aus den Vorgaben für die psychosoziale Beratung ableiten. Dabei kann auf Methoden und Instrumente zur Evaluation von Beratungsprozessen in der psychologischen Beratung zurückgegriffen werden.

3 Methoden der Diagnostik, Evaluation und Pädagogischen Qualitätssicherung

Evaluationsziele und Evaluationsschwerpunkte lassen sich, ausgehend von der Arbeit von Donabedian (1966), kategorisieren in (vgl. Heiner 2007, Vogel 2007):
- Evaluation der Strukturqualität i.S. personeller und sachlicher Voraussetzungen,
- Evaluation von Prozessqualität bezogen auf Aspekte des Ablaufs und der Durchführung und
- Evaluation der Ergebnisqualität hinsichtlich des Outputs bzw. der erreichten Ziele.

Die Evaluationsforschung, die seit den 1990er Jahren u.a. mit der Gründung entsprechender wissenschaftlicher Gesellschaften (z.b. Deutsche Gesellschaft für Evaluation DeGEval, Gollwitzer & Jäger 2009) etabliert wurde, stellt hier ein umfassendes methodisches Instrumentarium der Bedarfs- und Zustandsanalyse, der Veränderungsmessung wie Wirksamkeits- und Effizienzanalyse etc. zur Verfügung (Gollwitzer & Jäger 2009, Wottawa & Thierau 1998).

Ein wichtiger Meilenstein der Evaluation in der psychosozialen Beratungsarbeit wurde mit der Klassifikation von fachlichen Standards für Beratungsstellen für Kinder, Jugendliche und Eltern der Bundeskonferenz für Erziehungsberatung gesetzt (vgl. Bundeskonferenz für Erziehungsberatung 1999, Gerth et al. 1999, Vogel 2007).

Diese kann auch für den Bereich der Gesundheitsberatung nutzbar gemacht werden (Vogel 2007):

(a) Mögliche Kriterien für die Evaluation der *Strukturqualität*
- theoretische und empirische Fundierung des Beratungskonzeptes,
- Explikation des Versorgungsauftrages,
- Zugang und Erreichbarkeit des Beratungsangebotes für die Adressaten,
- Ausstattung mit Fachpersonal und deren Qualifikationen sowie Interdisziplinarität im Team,
- fachliche Vernetzung mit anderen Einrichtungen der psychosozialen und gesundheitlichen Versorgung,
- Mitarbeit in institutionsinternen sowie interinstitutionellen Gremien,
- Materielle, räumliche und finanzielle Ausstattung sowie Verwaltungspersonal.

(b) Mögliche Kriterien für die Evaluation der *Prozessqualität*
- Orientierung der Beratungskraft an den allgemein gültigen, i.d.R. evidenzbasierten fachlichen Standards,

3 Methoden der Diagnostik, Evaluation und Pädagogischen Qualitätssicherung

- Einhaltung der datenschutzrechtlichen Bedingungen sowie der Schweigepflicht,
- Archivierung und Dokumentation der Beratungsarbeit,
- Transparenz in der Planung von Maßnahmen und Interventionen,
- regelmäßige Teambesprechungen bezogen auf die Beratungsfälle und die Kooperation im Team,
- regelmäßige Weiterbildungsangebote,
- Supervision und Selbstreflexion,
- Befragungen (qualitativ und quantitativ) der Inanspruchnahmepopulation bzw. der Adressaten.

(c) Mögliche Kriterien für die Evaluation der *Ergebnisqualität*
- Erfassung, ob und in welchem Maße angestrebte Ziele erreicht wurden, oder nicht, d.h. Vergleich des neuen Ist- mit dem Sollzustand im Sinne der Wirksamkeit (Effektivität),
- Analyse möglicher Gründe, warum bestimmte Ziele nicht erreicht wurden
- Analyse der Kosten-Nutzen-Bilanz (Effizienz),
- Einsatz von Methoden der deskriptiven und ggf. analytischen Statistik.

Diagnostische Methoden zur Evaluation von Beratungsprozessen – Im Folgenden werden beispielhaft zwei Methoden vorgestellt, mit denen Beratungsprozesse evaluiert werden können.

Auf der Grundlage der Personzentrierten Beratung nach C. Rogers wurden von Tausch & Tausch Schätzskalen entwickelt, mit denen die oben (vgl. Kap. 1.2.3) beschriebenen Beratervariablen erfasst werden können (Tausch & Tausch 1998). Dabei werden folgende Schätzskalen angewendet:
- Achtung–Wärme–Rücksichtnahme,
- Einfühlendes Verstehen,
- Echtheit,
- Fördernde, nicht dirigierende Tätigkeiten.

Der Bonner Fragebogen für Therapie und Beratung (BFTB, Fuchs et al. 2003) erfasst den Erfolg einer Beratung (Ergebnisqualität) sowie die relevanten Effektdeterminanten (Prozessqualität). Dabei wird das Beraterverhalten anhand von zehn Prozessskalen beurteilt (Empathie, Echtheit, Wertschätzung, Deutung, Bewusstheit, Strukturierung, Konfrontation, Durcharbeiten, emotionszentriertes Arbeiten und Verstärkung). Der BFTB basiert auf dem Konzept der allgemeinen Wirkfaktoren (Common-Factor-Ansatz, s. Fuchs et al. 2003) aus der Psychotherapieforschung und kann unabhängig von der theoretischen Ausrichtung der Beratungsperson eingesetzt werden.

Zur Erfassung von Veränderungsprozessen wird auch die Kieler Änderungssensitive Symptomliste (KASSL) eingesetzt (Zielke 1979), die auf Annahmen der Klientenzentrierten Psychotherapie beruht.

Qualitätssicherung in der Beratungsarbeit – Außer den oben beschriebenen Evaluationskriterien können folgende allgemeine Strategien und Methoden der Qualitätssicherung, die sich in der psychosozialen wie gesundheitsbezogenen Versorgung bewährt haben, verfolgt bzw. eingesetzt werden (Vogel 2007):
- fachlich fundierte Dokumentation,
- Entwicklung von Handlungsleitlinien vergleichbar mit den Regeln der evidenzbasierten Medizin (vgl. z.B. AMWF-Leitlinien),
- Einführung von Qualitätszertifikaten (nach DIN-ISO-9000) oder Entwicklung eines Qualitätshandbuches,
- theoretisch und empirisch fundierte Beratungskonzeptionen,
- Leitbildentwicklung für die spezifische Beratungseinrichtung,
- weitere Maßnahmen der internen und/oder externen Qualitätssicherung: Qualitätsbeauftragte, Qualitätszirkel, Peer-Review-Verfahren, Benchmarking (Vogel 2007).

Dabei stellt die Akzeptanz solcher Maßnahmen durch die Mitarbeitenden der jeweiligen Einrichtungen eine wesentliche Voraussetzung dafür dar, dass diese im Sinne der Sicherung von Qualitätsaspekten überhaupt wirksam werden.

3.3 Methoden Pädagogischer Qualitätssicherung in der Beratungsarbeit

Zusammenfassung
Methoden der Supervision, der kollegialen Beratung und der themenzentrierten Interaktion haben sich zur Qualitätssicherung in Bereichen der psychosozialen Versorgung sowie allgemein in pädagogischen und psychotherapeutischen Kontexten bewährt. Sie können auch in Settings der gesundheitsbezogenen Beratung zur Qualitätssicherung eingesetzt werden.

Um die Qualität von Beratungsprozessen zu sichern, haben sich in der pädagogischen und psychologischen Praxis Methoden etabliert, die sich auch auf die Beratung in der Gesundheitsförderung übertragen lassen. Eine Auswahl der in diesem Kontext hilfreichen Methoden wird nachstehend skizziert.

3 Methoden der Diagnostik, Evaluation und Pädagogischen Qualitätssicherung

Supervision – Supervision kann als eine Form von Beratung verstanden werden, die der Qualitätssicherung von professionellem Handeln dient. Dabei werden Probleme des professionell Handelnden thematisiert, die sich auf die Zusammenarbeit im Team, auf die Arbeit mit den KlientInnen bzw. Fällen, auf persönliche Aspekte (z.b. Rollenverständnis, Stressbewältigung, Arbeitsbelastung, Vereinbarkeit von Familie und Beruf) oder auf institutionsbezogene Aspekte (z.b. Binnenstrukturen, Aufgabenstellungen, Mobbing, Führungsverhalten etc.) beziehen.

Trotz der umfassenden Fachliteratur (z.b. Pallasch 1997, Pallasch et al. 2002, Petermann 1995, Pühl 1990, 1999, 2000, 2009, Rappe-Giesecke 1994, 2009, Wilker 2002) lässt sich keine einheitliche Definition von Supervision oder eine eindeutig beschreibbare Supervisionsmethode oder -technik finden. Dies ist insbesondere darauf zurückzuführen, dass hier Experten unterschiedlicher Fachdisziplinen, insbesondere aus Pädagogik, Sozialer Arbeit bzw. Sozialpädagogik, Psychologie und Medizin tätig sind. Auch werden unterschiedliche theoretische Ansätze mit ihren spezifischen Methodologien, wie die psychodynamische, die kognitiv-behaviorale bzw. verhaltenstherapeutische (z.B. Auckenthaler & Kleiber 1992, Lieb 2005, Schmelzer 1997), die klientenzentrierte bzw. humanistische (z.b. Fatzer 2003, Kinzinger 1994), die systemische, gestalttherapeutische oder gruppendynamische (z.B. Hargens & Grau 2002) zu Grunde gelegt.

Entsprechend diesen unterschiedlichen Fachdisziplinen, Theorien und Methoden finden sich auch unterschiedliche Ausbildungsrichtlinien. Dabei wäre, ähnlich wie in der Psychotherapie, eine Integration der Ansätze im Sinne einer differentiellen Indikation sinnvoll. Ansätze einer solchen Integration finden sich bei Schreyögg (2010).

Auf der Durchführungsebene lassen sich verschiedene Organisationsformen von Supervision differenzieren. Grundsätzlich unterscheidet man Einzel- von Gruppensupervision. Die Gruppensupervision lässt sich anhand der Dimensionen „heterogene oder homogene Zusammensetzung" bzw. „mit oder ohne externe oder interne Leitung" differenzieren. Die Teamsupervision wäre beispielsweise eine heterogen zusammengesetzte, meist extern geleitete Supervisionsform. Darüber hinaus haben sich die Kollegiale Supervision (Intervision), Leitungs- oder Organisationssupervision, Letztere mit sehr engen Bezügen zum Coaching, etabliert.

Das professionelle Handeln von Supervisoren ist im Wesentlichen durch ihre theoretische Ausrichtung, ihre akademische und berufsbezogene Ausbildung und ihre Feldkompetenz bestimmt. Dem Supervisor stehen dabei eine Vielzahl von Methoden und Techniken zur Verfügung, die sich aus den o.g. Ansätzen ableiten und durch andere ergänzt werden, wie beispielsweise Rollenspiel, Brainstorming, imaginative Verfahren, themenzentrierte Intervention, Analyse von Videosequenzen u.v.m. (z.B. Pallasch et al. 2002).

Als Prozessmodell hat sich für das sozialpädagogische Handeln ein handlungstheoretisch fundiertes Metamodell bewährt (Schleider 2007). Dies lässt sich auch auf Supervisionsprozesse übertragen und wird in der Supervisionspraxis bereits erfolgreich umgesetzt.

Phase 0: Orientierung über den Anlass, Vereinbarungen bzgl. Rahmenbedingungen, Klärung des Rollenverständnisses
Phase 1: Situationsanalyse
Was ist das Problem?
Wie ist es bedingt?
Phase 2: Zielanalyse
Wie soll der Zielzustand aussehen?
Welche (Ober-/Unter-)Ziele sollen/können erreicht werden?
Phase 3: Mitttel-Weg-Analyse/Planung der professionellen Handlung bzw. der Intervention
Wie sollen die Ziele erreicht werden?
Welche Mittel, Methoden, Techniken sollen ausgewählt werden?
Phase 4: Umsetzung des professionellen Handlungsplans (z.B. Vereinbarungen aus der Supervision) in die berufliche Praxis
Phase 5: Evaluation
Welche Ziele wurden erreicht?
Welche Ziele wurden nicht erreicht?
Warum wurden bestimmte Ziele nicht erreicht?
Welche Fehler wurden in welcher Phase gemacht und wie lassen sich diese in Zukunft vermeiden?

Abschließend ist darauf hinzuweisen, dass die Berufsbezeichnung Supervisor nicht geschützt ist. Bei der Auswahl eines Supervisors ist deshalb auf den Nachweis von spezifischen Feldkompetenzen und Qualifikationen zu achten. Insbesondere die einschlägigen Berufsverbände wie der Berufsverband Deutscher Psychologinnen und Psychologen (BDP) und die Deutsche Gesellschaft für Supervision (DGSv) setzen sich für die Qualitätssicherung in der Aus- und Weiterbildung von Supervisoren ein.

Die Bedeutung der kontinuierlichen (aber nicht unbedingt hochfrequenten) Inanspruchnahme von Supervision, sei es als Angebot des Trägers einer Beratungsstelle oder als privat in Anspruch genommene Dienstleistung, kann gar nicht hoch genug eingeschätzt werden. Supervision ist nicht nur eine wertvolle Maßnahme der Qualitätssicherung, sondern dient der ständigen Weiterentwicklung und Verbesserung des eigenen professionellen Handelns. Es kann jedem Berater und jeder Beraterin daher empfohlen werden, dieses wichtige Instrument für sich zu nutzen, und dies gilt speziell für BerufsanfängerInnen.

Kollegiale Beratung nach Tietze – Die Kollegiale Beratung (Tietze & Schulz von Thun 2003) ist eine systematische und reflexive Beratungsform für pädagogische Fachkräfte und kann als eine Form Kollegialer Supervision verstanden werden.

Nach einem festen Ablauf (s.u. Phase 1 bis 6) stellt dabei jeweils ein/e TeilnehmerIn eine aktuell schwierige Beratungssituation vor („FallerzählerIn"). Ein/e anderer TeilnehmerIn leitet als ModeratorIn die Gruppe durch das Beratungsgespräch und aktiviert dabei die Erfahrungen und Ideen der übrigen Teilnehmer. Unter Anleitung des/r ModeratorIn beraten somit alle Anwesenden den Fall und suchen nach Anregungen und Lösungsideen, die den/die FallerzählerIn weiterbringen sollen. Alle Rollen der Kollegialen Beratung wechseln je nach Fallberatung, es gibt demnach keine festen Rollenverteilungen unter den TeilnehmerInnen.

Tietze und Schultz von Thun (2003) beschreiben im Einzelnen folgende Phasen dieses kollegialen Beratungsprozesses:

Phase 1: Verteilung der Aufgaben unter den Gruppenmitgliedern (z.B. ModeratorIn, ProtokollantIn, FallerzählerIn)
Phase 2: Darstellung der aktuellen Problemsituation durch den/die sog. FallerzählerIn, unterstützt durch den/die ModeratorIn
Phase 3: Erklärung der Schlüsselfrage des/r FallerzählerIn
Phase 4: Auswahl von Methoden zur Bearbeitung der Schlüsselfrage, z.B. Brainstorming
Phase 5: Beratung des/r FallerzählerIn durch die anderen Gruppenmitglieder
Phase 6: Abschließende Bewertung der Anregungen

Voraussetzungen für ein Gelingen dieser Form der Kollegialen Beratung sind gegenseitiges Vertrauen, Wertschätzung und Einvernehmen über den vertraulichen Umgang mit den Beratungsinhalten.

Themenzentrierte Interaktion nach Ruth Cohn – Für die Qualitätssicherung von Beratungsprozessen in Gruppen eignet sich außerdem die Themenzentrierte Interaktion nach Ruth Cohn (2009). Durch die vorab vereinbarten Interaktionsregeln gelingt der Gruppe ein ziel- bzw. ergebnisorientiertes Ar-

beiten (vgl. Schneider-Landolf et al. 2010). Die Regeln oder Axiome lauten sinngemäß im Einzelnen:
1. Sei dein eigener „Chairman".
2. Experimentiere mit dir.
3. Beachte deine Körpersignale.
4. Störungen haben Vorrang.
5. Sprich „ich" statt „man" oder „wir".
6. Äußere deine Meinung, statt Fragen zu stellen.
7. Sprich die Person direkt an, die du meinst.
8. Gib Feedback, wenn du das Bedürfnis danach hast.
9. Wenn du Feedback erhältst, höre erst ruhig zu.
10. Es kann nur einer zur gleichen Zeit reden.

Auf weitere supervisionsnahe Möglichkeiten pädagogischer Qualitätssicherung wie z.b. das Reflektierende Team (z.b. Andersen 1996) kann hier nur verwiesen werden.
    Auch die Bedeutung einer berufsbegleitenden professionellen Selbstreflexion bzw. Selbsterfahrung kann an dieser Stelle nur erwähnt werden (z.b. Lieb 1998, Schmidbauer 1992).

3.4 Übungsbeispiele

Übungsbeispiele zur Diagnostik
(1) Entwickeln Sie ein einfaches Kategoriensystem zur Selbstbeobachtung von Alkohol- oder Zigarettenkonsum.

(2) Diskutieren Sie den Transfer zur gesundheitspädagogischen Praxis sowie Vor- und Nachteile der einzelnen diagnostischen Methoden.

Übungsbeispiele zur Qualitätssicherung
(1) Entwickeln Sie einen Selbstbeobachtungsbogen im Kontext der Gesundheitsförderung, in dem sowohl Schätzskalen als auch Kategoriensysteme zur Anwendung kommen. Wählen Sie ein Beispiel aus den Bereichen: (a) Ernährungsverhalten, (b) Bewegungsverhalten, (c) Stressbewältigung.

(2) Recherchieren Sie aktuelle Möglichkeiten der Fort- und Weiterbildung in einem der o.g. Bereiche der pädagogischen Qualitätssicherung.

(3) Ein Klient ist unsicher, ob er eine Rehabilitationsmaßnahme bzw. ein Gesundheitstrainingsprogramm abbrechen möchte. Führen Sie ein Beratungs-

gespräch durch. Ein/e BeobachterIn, der/die BeraterIn und der/die KlientIn beurteilen, inwieweit die relevanten Beratervariablen nach Rogers umgesetzt wurden.

Emotionale Wärme

Selbsteinschätzung			Fremdeinschätzung		
gering	mittel	hoch	gering	mittel	hoch
1 2 3	4	5	1 2 3	4	5

Echtheit

Selbsteinschätzung			Fremdeinschätzung		
gering	mittel	hoch	gering	mittel	hoch
1 2 3	4	5	1 2 3	4	5

Einfühlendes Verstehen

Selbsteinschätzung			Fremdeinschätzung		
gering	mittel	hoch	gering	mittel	hoch
1 2 3	4	5	1 2 3	4	5

4 Adressaten und Settings der gesundheitspädagogischen Beratung

Die Methoden und Techniken, die im Rahmen von Beratungsprozessen eingesetzt werden, sind in hohem Maße kontextspezifisch. Gesundheitspädagogische Kontexte zeichnen sich meist durch einen im Vergleich zu anderen Problemkonstellationen eher verhaltensorientierten Hintergrund aus – eine typische Fragestellung ist z.b., wie man es erreichen kann, sich gesundheitsförderlicher zu verhalten. Dagegen sind unbestimmtere, offene Lebensentscheidungen, wie man sie in psychosozialen Kontexten häufig antrifft, hier eher selten. Die BeraterInnen arbeiten demzufolge eher ziel- und ressourcenorientiert und handlungsnah. Gleichwohl unterscheiden sich die Vorgehensweisen der Beratung ja nach den unterschiedlichen Adressaten, also Zielgruppen, von Beratung und dem Setting, innerhalb dessen die gesundheitspädagogische Beratung stattfindet. Die unterschiedlichen Adressaten und Settings werden im Folgenden in ihren Eigenheiten beleuchtet.

4.1 Adressaten gesundheitspädagogischer Beratung

Zusammenfassung
Die wesentlichen Variablen, in denen sich unterschiedliche Zielgruppen von Beratung unterscheiden, sind im Alter und Geschlecht des Klientels, im kulturellen oder ethnischen Hintergrund und im jeweiligen Zustand auf einem Kontinuum Gesundheit–Krankheit zu finden. Jeweilige Besonderheiten der verschiedenen Zielgruppen werden im Hinblick auf die Implikationen für den Beratungsprozess diskutiert. Allerdings muss letztendlich in der Planung von gesundheitsförderlichen Maßnahmen berücksichtigt werden, dass jeder einzelne Mensch hinsichtlich seiner jeweiligen Positionierung in der Gesellschaft (z.B. nach verschiedenen Faktoren von Marginalisierung und Privilegierung) betrachtet werden muss, wobei sich verschiedene der unten genannten Zielgruppenfaktoren wiederum intersektional miteinander verschränken können.

4 Adressaten und Settings der gesundheitspädagogischen Beratung

4.1.1 Gesunde Menschen (Primär- und Sekundärprävention)

Bestenfalls kann auf der Ebene der „Primärprävention" der Entstehung von Erkrankungen vorgebeugt werden. In diesem Fall findet gesundheitspädagogische Beratung bei gesunden Menschen statt. Für gesunde Menschen sind die drohenden zukünftigen Gesundheitsgefährdungen durch aktuelles, gesundheitsschädigendes Verhalten weniger unmittelbar erlebbar – die Risikowahrnehmung (im Sinne des HAPA von Schwarzer, s. Kap. 1.1.4) kann also eher schwach ausgeprägt sein, gerade weil der Mensch sich aktuell guter Gesundheit erfreut, und folglich der Fokus der Wahrnehmung nicht auf den potentiell schädigenden Verhaltensweisen liegt. Hier ist also die Motivation zu einer Verhaltensänderung ein zentrales Anliegen, insbesondere bei KlientInnen, die nicht auf eigene Initiative zur Beratung kommen. Gleiches gilt für die „Sekundärprävention", also die Krankheitsfrüherkennung und Krankheitseindämmung, wenn es sich um Personen handelt, die für die Entwicklung einer Krankheit gefährdet sind, diese aber noch nicht ausgebrochen ist. Die konkrete Zielsetzung, also z.B. eine Veränderung des Ernährungsverhaltens zur langfristigen Erhaltung der Gesundheit, muss dann sehr explizit in ihren konkreten Vorteilen herausgearbeitet werden. Hierzu ist die Technik des „Motivational Interviewing" (s. Kap. 2.2) besonders gut geeignet.

4.1.2 Menschen mit psychischen Störungen oder körperlichen Krankheiten (Tertiärprävention)

Wenn sich eine Erkrankung (psychische Störung oder körperliche Krankheit) bereits manifestiert hat, ist das Ziel der Tertiärprävention, Folgeschäden zu minimieren, die Konsequenzen der Krankheit zu begrenzen oder Rückfälle zu vermeiden. Grundsätzlich kann in Beratungssituationen bei bereits erkrankten Menschen zunächst von einer höheren Motivation zur Verhaltensänderung ausgegangen werden, da meist bereits Beeinträchtigungen spürbar sind. Die gesundheitspädagogische Beratung findet insofern in einem multiprofessionellen Kontext statt, als Menschen mit manifesten Krankheiten vorher, gleichzeitig oder nachher auch medizinische Diagnostik oder Intervention in Anspruch nehmen müssen. Die Entscheidung über die Beratungsinhalte orientiert sich insofern auch an den Empfehlungen anderer Professionen, wie z.B. an ärztlichen Empfehlungen zu einer Diät im Rahmen eines diagnostizierten Diabetes. Beratung kann in solchen Situationen z.B. helfen, erhaltene Empfehlungen zu strukturieren, da gerade bei körperlichen Krankheiten und psychischen Störungen auch vom „Laiensystem" (Freunden, Familie etc.) viele gutgemeinte, aber oft verwirrende und fachlich nicht kompetente Ratschläge gegeben werden.

Beratung kann ein Wegweiser sein, welche weiteren Hilfemöglichkeiten, welche Behandler oder welche Fachberatungsstellen noch hinzugezogen werden können. Hierzu müssen die BeraterInnen über gute Kenntnisse der lokalen, aber auch überregionalen (z.b. Rehabilitationskliniken) Angebote des Gesundheitssystems (Netzwerke) verfügen.

In der Tertiärprävention ist jedoch nicht nur die Hilfe bei der Strukturierung der erhaltenen, z.b. ärztlichen, bewegungsphysiologischen oder diätetischen Empfehlungen eine wichtige Aufgabe der Beratung, sondern explizit auch die Hilfe bei deren Umsetzung und längerfristigen Implementierung in den Alltag. Hier geht es also nicht um das „*Was*", sondern um das „*Wie*", also um ein insgesamt klar zielorientiertes Handeln. Zu diesem Zweck können die BeraterInnen insbesondere auf Ansätze der Verhaltensmodifikation (s. Kap. 1.2.2) und auf ressourcenorientierte Beratungsmethoden (s. Kap. 1.2.5) zurückgreifen. Zu diesen Fragestellungen brauchen BeraterInnen also nicht primär theoretisches Wissen, sondern gute Fertigkeiten in den genannten Beratungsmethoden. Ein Schwerpunkt könnte z.b. bei Diabetes sein, die nötige Motivation zu entwickeln, die Ernährung nicht nur umzustellen, sondern die Umstellung auch über lange Zeit hinweg beizubehalten.

Ein weiterer Anlass von Beratung bei (auch chronischen) Erkrankungen ist die Bewältigung bzw. Verarbeitung von Einschränkungen körperlicher oder psychischer Art oder bezogen auf die Lebensführung. Betroffene befinden sich häufig in einem Anpassungsprozess an veränderte Lebenslagen, also in einer sehr sensiblen Phase. Die Beachtung der personzentrierten Basisvariablen (s. Kap. 1.2.3) kann hier zum Aufbau einer vertrauensvollen Beratungsbeziehung sehr hilfreich sein. Den erlebten Einschränkungen sollten dann wieder subjektive Handlungs- und Entscheidungsmöglichkeiten entgegengesetzt werden. Einerseits ist dies eine ressourcenorientierte Aufgabe (z.B. auf frühere erfolgreiche Bewältigungsstrategien zurückzugreifen). Andererseits handelt es sich bei schweren körperlichen oder seelischen Krankheiten zunächst oft um neuartige Situationen, für die spontan noch keine Handlungsmöglichkeiten zur Verfügung stehen. Eine gute Krankheitsbewältigung dient immerhin nicht allein der Lebensqualität, sondern steht häufig auch in Zusammenhang mit der Entwicklung der Krankheitsparameter selbst. So zeigte sich z.b. in einer Studie zu Diabetes Typ I bei jungen Menschen, dass PatientInnen mit einem aktiven Bewältigungsverhalten nicht nur weniger affektive Beeinträchtigungen (depressive Symptome) und mehr Kontrolle erleben, sondern auch eine bessere glykämische Kontrolle (besserer HbA_{1c}-Wert) aufwiesen (Luyckx et al. 2010). In einer Metaanalyse zur Überlebenszeit bei Krebskranken zeigte sich eine aktive Bewältigung als prädiktiv für eine längere Überlebenszeit (Faller 2001), und aus der Schmerzforschung ist bekannt, dass aktives Coping zu einer geringeren Schmerzwahrnehmung führt (Brown & Nicassio 1987). „Aktive Bewältigung" ist in erster Linie ein kognitiver Stil, der positive anstatt resignierender Gedanken umfasst (z.b. „Das wird schon wieder besser" anstatt „Das hat alles keinen Sinn mehr"). Weiter zählen dazu aber auch handlungsorientierte Strategien wie Ablenkung, die aktive Suche nach Hilfe und (soziale) Unterstützung oder die Teilnahme an sozialen Aktivitäten. Diese Befunde sind allerdings insgesamt umstritten und sollten mit Zurückhaltung betrachtet werden, auch wenn sie Hinweise darauf geben, dass die Krankheitsverarbeitung durchaus nicht nur die subjektive Lebensqualität beeinflusst.

Auch die Auswirkung des oben beschriebenen Antonovsky'schen Konzeptes des „Kohärenzgefühls" (s. Kap. 1.1.2) wurde in den letzten Jahren vermehrt bzgl. seiner Auswirkungen auf den Krankheitsverlauf untersucht. Ein guter Kohärenzsinn steht dabei in Zusammenhang mit besseren Stress- und Krankheitsverarbeitungsstrategien (Fok et al. 2005, Witte 2004). Der Einfluss des Kohärenzgefühls scheint dabei über die subjektiven Krankheitstheorien zu wirken: In einer Studie zur koronaren Herzerkrankung zeigten PatientInnen mit einem guten Kohärenzgefühl eine aktivere Krankheitsbewältigung und weniger depressive Krankheitsverarbeitung (Smrekar & Egger 2000). Die Ergebnisse zum Einfluss des Kohärenzgefühls auf körperliche Parameter sind allerdings weniger deutlich: So zeigten sich z.b. in einem 5-Jahres-Follow-up keine besseren Überlebensraten von älteren, chronisch kranken Männern mit einem besseren im Vergleich zu einem schlechteren Kohärenzgefühl (Coe et al. 1998). Letztlich ist das Ziel der beraterischen Tätigkeit in der Tertiärprävention das „Empowerment" (Feste & Anderson 1995), also die Befähigung eines jeden Menschen, seine persönlichen und soziokulturellen Ressourcen zu entwickeln.

Zur Unterstützung der Bewältigung von chronischen Erkrankungen wurden für viele Krankheitsbilder (z.B. Diabetes, Asthma) spezielle „Patientenschulungen" entwickelt. Patientenschulungen setzen sich aus unterschiedlichen Bausteinen zusammen und enthalten in der Regel Informationen über Krankheit und Behandlung, ein Training von Fertigkeiten der Selbstdiagnostik und -behandlung, die Motivierung, Risikofaktoren anzunehmen und sich einen gesünderen Lebensstil anzueignen, die Verbesserung der Stressbewältigung, ein Training sozialer Kompetenzen und psychologische Unterstützung zur Verringerung von Angst und Depressivität (Faller et al. 2005). Gesundheitspädagogische BeraterInnen können sich nach entsprechender Schulung in den meisten der genannten Bausteine engagieren.

Weiter stellt auch die Arbeit mit Menschen mit chronischen psychischen Störungen eine besondere Herausforderung dar. Affektive Störungen beeinträchtigen sowohl die Kommunikation als auch den Antrieb und die Motivation. Beratende brauchen hier neben dem Wissen, dass eine Abtriebsschwäche nicht mit Faulheit gleichgesetzt werden kann, besonders viel Geduld, diese Menschen in ihren Schwierigkeiten wirklich zu verstehen, aber auch sie in – manchmal langwierigeren – Prozessen zu begleiten.

4.1.3 Kinder und Jugendliche

Kinder sind die wichtigsten Adressaten von Gesundheitsförderung, da das Gesundheitsverhalten vs. schädigende Verhalten bei ihnen noch nicht determiniert ist, sie eine hohe Lernfähigkeit und -bereitschaft haben, Stoffwechsel und Immunologie noch nachhaltig geprägt werden können und sich Eltern und Bezugspersonen oft stark für die Gesundheit der Kinder interessieren (Bergmann & Bergmann 2007). Gesundheitsberatung bei Kindern bedeutet in aller Regel auch eine Beratung der relevanten Bezugspersonen bzw. Erziehungsberechtigten, nicht zuletzt aufgrund der rechtlichen Rahmenbedingungen, die eine sozialrechtliche Handlungsfähigkeit (u.a. das Recht auf Beratung nach den Sozialgesetzen; § 36 SGB I; s. hierzu auch Kap. 6.3) erst ab dem vollendeten 15. Lebensjahr zugestehen (Barabas 2007a). Die Beratung von Kindern und auch Jugendlichen kommt oft nicht auf Initiative der Betroffenen, sondern der Bezugs- und/oder Erziehungspersonen (Eltern, Lehrer oder Ärzte) zustande. Häufige Themen von Gesundheitsberatung für Kinder sind eine gesunde Ernährung, Bewegung/Motorik, das Wahrnehmen von Impfungen und Vorsorgeuntersuchungen oder Zahngesundheit. Da aber neben der körperlichen auch die psychosoziale Gesundheit eines Kindes sowie familiäre Ressourcen als wichtige protektive Faktoren zur Prävention von Krankheiten im gesamten weiteren Leben („Resilienz") nachgewiesen sind (Bengel et al. 2009), hat letztlich jede Form von psychosozialer und Erziehungsberatung gerade bei Kindern auch einen gesundheitsfördernden Charakter. Unter dem Begriff der Resilienz (s. hierzu auch Kap. 1.1.2) versteht man eine psychische Widerstandsfähigkeit gegenüber biologischen, psychologischen und psychosozialen Entwicklungsrisiken i.S. einer sich in der Mensch-Umwelt-Interaktion entwickelnden Eigenschaft, die es auch ermöglicht, nach Schädigungen die normale Funktionsfähigkeit wiederzuerlangen oder trotz beeinträchtigender Umstände (also z.B. Gebrechen) die Funktionsfähigkeit zu erhalten (Elle et al. 2010, Staudinger & Greve 2001). Kinder mit einer hohen Resilienz können die vielfältigen Anforderungen, die die Entwicklung an sie stellt (z.B. Einschulung etc.), besser bewältigen, und erfolgreiche Bewältigungsversuche tragen wiederum zu einer Verbesserung der Resilienz für künftige Herausforderungen bei.

In der Beratung der Kinder selbst ist zunächst auf eine adäquate, an den Entwicklungsstand des Kindes angepasste Form der Interaktion zu achten, also z.B. eine gut verständliche Sprache und kindgerechte Materialien zu benutzen, aber auch wenn möglich zusätzliche Sinneskanäle mit einzubeziehen. Hinsichtlich präventiver Maßnahmen bei Kindern ist zu berücksichtigen, dass sie manchmal noch nicht begreifen können, warum sie aktuell Maßnahmen ergreifen sollen, die teilweise umständlich oder unangenehm sein können (z.b. die Zähne regelmäßig zu putzen oder sich eine Spritze mit einer Impfung geben zu lassen), um gesundheitliche Probleme in der Zukunft zu verhindern. Entsprechende Maßnahmen müssen also auf anderem Wege „schmackhaft gemacht" werden, wozu es wiederum der Mithilfe der Bezugspersonen bedarf, die ein Zielverhalten auf andere Art belohnen müssen, bis es etabliert ist. So ist z.B. aus der Adipositasprävention bekannt, dass ohne Einbezug der Eltern eine langfristige Verhaltensänderung kaum zu erreichen ist (Roth 2008). Bei den Eltern selbst jedoch können auch Vorbehalte gegenüber einer „Einmischung" in ihre Lebensgestaltung bestehen, und nicht immer haben die Bezugspersonen bereits die Motivation, Verhaltensänderungen zu bewirken, wenn sie eine Beratung für ihre Kinder aufsuchen, sodass auch hier häufig erst ein gemeinsames Ziel entwickelt werden muss.

Bei Jugendlichen steht der Umsetzung von gesundheitsförderlichen Maßnahmen maßgeblich entgegen, dass auf dieser Altersstufe manches gesundheitlich riskantes Verhalten (z.B. Alkoholkonsum) statistisch schon als „normal" betrachtet werden muss und eigenes gesundheitsgefährdendes Verhalten nicht als solches erkannt wird. Disziplinierende Maßnahmen und Furchtappelle können daher speziell im Jugendalter weniger erfolgreich sein als solche, die an der Lebensfreude ansetzen (Petermann & Winkel 2005). Obwohl Jugendliche vom Entwicklungsstand her durchaus in der Lage sind, Sachverhalte aus verschiedenen Perspektiven zu betrachten, findet man aufgrund einer stärkeren Orientierung an der Peergroup und der hohen Bedeutung eines Strebens nach Selbstständigkeit bei Jugendlichen größere Schwierigkeiten bei der Entwicklung von Veränderungsmotivation. Bestenfalls sollte also die Peergroup (und sei es nur qua Bezug auf ihre Werte) miteinbezogen werden. Die Bedürfnisse nach Kontrolle, Autonomie und Entwicklung des Selbstwertes der Jugendlichen sollten im Beratungsprozess mitberücksichtigt werden. Dies bedeutet, dass neben der Vermittlung von Respekt und Anerkennung z.B. auch der Entwicklung einer Vertrauensbasis hohe Bedeutung zukommt, die speziell auch durch die Schweigepflicht gewährleistet wird. Die Schweigepflicht professioneller BeraterInnen ist in § 203 StGB (Strafgesetzbuch) explizit auch für „Ehe-, Familien-, Erziehungs- oder Jugendberater sowie Berater für Suchtfragen in einer Beratungsstelle, die von einer Behörde oder Körperschaft, Anstalt oder Stiftung des öffentlichen Rechts anerkannt ist", festgeschrieben (s. Kap. 6.1). Die Berufsgruppe der GesundheitspädagogInnen wird jedoch in § 203 nicht explizit genannt. In der Beratung von Jugendlichen sollten die oben erwähnten Basisvariablen der personzentrierten Gesprächsführung (s. Kap. 1.2.3) besonders starken Eingang finden. Durch die Vermittlung von Wertschätzung und Anerkennung für die Betroffenen (trotz ihrer Schwierigkeiten in bestimmten Bereichen) kann nämlich das besondere Bedürfnis Jugendlicher nach Selbstwerterhöhung und Identitätsentwicklung positiv genutzt werden. Es ist hilfreich, den Jugendlichen größtmögliche Autonomie zu ermöglichen. Die Rolle der Beratenden sollte also keine belehrende sein, sondern die BeraterInnen sollten Anregungen geben und Entwicklungsmöglichkeiten aufzeigen, ohne den Jugendlichen die Entscheidung für eine bestimmte Variante aufzudrängen. Die Inanspruchnahme von Beratungsangeboten insbesondere durch Kinder und Jugendliche erfordert die Idee, dass ein aktuelles Problem zumindest grundsätzlich mit fachlicher Hilfe verändert werden kann, sprich also dass eine basale Selbstwirksamkeitserwartung (s.o.) vorhanden sein muss. Dieser Aspekt wird in Kapitel 4.2.3 noch einmal aufgegriffen.

Auch für Kinder und Jugendliche existieren mittlerweile spezielle Patientenschulungsprogramme zur Bewältigung von chronischen Krankheiten (z.B. Asthma, Diabetes), die neben der Vermittlung von Wissen zur Krankheit einen Schwerpunkt auf das „Empowerment" (s.o.) bzw. die Verbesserung des Selbstmanagements der Betroffenen legen (Kulzer et al. 2010, Petermann et al. 1993).

4.1.4 Menschen in höherem Lebensalter

Im höheren Alter (und mit steigender Lebenserwartung) gewinnt die Gesundheitsförderung eine besondere Bedeutung, um Mobilität, Autonomie und Lebensfreude zu erhalten. Das „Defizit-Modell" des Alterns (welches primär den Abbau von kognitiven Leistungen beschreibt) wurde vom sogenannten Kompetenzmodell abgelöst. Wegweisend waren hier die Arbeiten von Paul Baltes, der in seinem „Modell erfolgreichen Alterns" (auch „Selektions-Optimierungs-Kompensations-Modell", Baltes & Baltes 1990, Freund & Baltes 1998) die drei wesentlichen Grundprozesse Selektion, Kompensation und Optimierung beschreibt, die zur Erhaltung der generellen Handlungskompetenz und der Lebensqualität im Alter trotz Einschränkungen und Funktionsverlusten beitragen. Unter *Selektion* wird die Hinwendung zu solchen Lebensbereichen verstanden, die einerseits eine hohe Bedeutung besitzen, in denen aber andererseits auch die Leistungsfähigkeit noch den Anforderungen entspricht. *Kompensation* ist erforderlich bei irreversiblen Einschränkungen oder Ausfällen und meint die Zuhilfenahme interner (z.B. Mnemotechniken) oder externer (z.B. Prothetik, Hörgeräte) Maßnahmen. *Optimierung* schließlich bedeutet, die ausgewählten Bereiche zu verbessern (z.B. Übung, Stärken körperlicher und mentaler Reserven). Das Kompetenzmodell führte zu einem völlig veränderten Blick auf die Förderung von Gesundheitsressourcen bei alten Menschen: Die Inhalte der Beratung konzentrieren sich also nicht auf die (meist nicht mehr mögliche) Vermeidung von Erkrankung, sondern auf die gezielte Selektion und Optimierung verbleibender Ressourcen und damit auf eine Vermeidung der Verschlechterung bzw. auf die Verringerung von Beeinträchtigungen (also Tertiärprävention). In der Kommunikation mit älteren Menschen sollte berücksichtigt werden, dass aufgrund sensorischer Probleme und einer reduzierten kognitiven Verarbeitungsgeschwindigkeit die Interaktion mehr Zeit benötigen kann (Forstmeier & Maercker 2008, Wohlfarth & Ritterbach 2009). Die Sichtweise, dass im Alter generell die Leistungsfähigkeit abnimmt, gilt mittlerweile allerdings als überholt – tatsächlich unterscheiden sich die Menschen deutlich darin, ob sie im Alter geistige Fähigkeiten einbüßen, diese gleichbleiben oder sich diese gar weiterentwickeln (Lenz et al. 1999). Auch die körperliche Leistungsfähigkeit und Anpassungsfähigkeit nimmt bei steigendem Lebensalter nicht plötzlich ab, sondern eine ausreichende körperliche Aktivität in früheren Jahren kann diese im Alter länger erhalten (Kruse 2007). Immer wieder wird auch älteren Menschen ein Widerstand gegen therapeutisch induzierte Veränderungen nachgesagt. Lewis & Johansen (1982) weisen allerdings darauf hin, dass hierfür auch Defizite in der Empathie der Therapeuten verantwortlich sein könnten, wenn diese sich nicht adäquat mit dem eigenen Tod oder dem Tod ihrer Eltern auseinandergesetzt haben.

Alte Menschen können teilweise aufgrund schwerer körperlicher Beeinträchtigungen externe Beratungsstellen (z.B. „Altenberatungsstellen", Trilling 2004) nicht mehr selbst aufsuchen, wodurch sich für Beratende ein völlig anderes Setting – „Bring"- statt „Komm-Struktur" (Karl 2007), z.B. auch am Krankenbett – ergeben kann. Niedrigschwellige, zugängliche (u.a. barrierefreie) Angebote können zudem noch nicht flächendeckend vorausgesetzt werden. Hier besteht folglich noch ein Bedarf an verhältnispräventiven Maßnahmen.

Im Alter nimmt zwangsläufig der prozentuale Anteil der chronisch-progredienten Erkrankungen im Vergleich zu vorübergehenden Problemen zu. Beratung mit einem Fokus auf Gesundheit kann demzufolge im Sinne des salutogenetischen Verständnisses bedeuten, Schutzfaktoren (s. Kap. 1.1.2) positiv zu beeinflussen, um sowohl den Verlauf der Krankheiten als auch die Bewältigung der krankheitsbedingten Beeinträchtigungen (s. Kap. 4.1.2) zu verbessern. So konnte in einer Studie von Leppert und Kollegen gezeigt werden, dass die subjektive Beeinträchtigung des körperlichen Wohlbefindens bei alten Menschen mit höheren Werten auf der „Resilienzskala" (zum Begriff der Resilienz s. Kap. 1.1.2 und 4.1.3) geringer war (Leppert et al. 2005).

Inhaltlich sollten sich BeraterInnen bewusst machen, dass sich die potentiell zugänglichen Ressourcen von alten Menschen gegenüber jüngeren Menschen unterscheiden. Eine wichtige Ressource stellt die soziale Unterstützung dar. Das soziale Netz ist aber bei älteren Menschen häufig durch den Tod von Partnern und Freunden reduziert. Der Schwerpunkt der Beratung kann demnach auch in der Gewinnung neuer sozialer Unterstützung liegen. Der Aufbau neuer sozialer Beziehungen wird aber stark von deren Mobilität beeinflusst (eine bettlägerige, zu Hause versorgte Frau hat z.b. größere Schwierigkeiten, zum örtlichen „Altenclub" zu gelangen, sofern dieser überhaupt existiert, und die Nutzung von Internet-Foren ist alten Menschen oft wenig vertraut). Weitere gesundheitsförderliche Ressourcen wie das Pflegen von Hobbys oder das Kochen gesunder Nahrung werden ebenso durch körperliche Gebrechen erschwert. So bedeutet eine Beratung im Zusammenhang mit der Wiedergewinnung oder der Erhaltung von Gesundheit speziell bei älteren Menschen immer auch eine Stärkung der Selbstständigkeit. Gesundheitsförderung im Alter bedeutet jedoch wie in anderen Altersgruppen auch die Veränderung verhaltensbezogener Risikofaktoren, und hier speziell die Erhaltung körperlicher Aktivität, eine ausgewogene Ernährung mit einer (dem veränderten Aktivitätsniveau angepassten) angemessenen Kalorienzufuhr, das Einstellen des Rauchens, eine Begrenzung des Alkoholkonsums, die regelmäßige Einnahme verordneter Medikamente und das Wahrnehmen von Vorsorge- oder verordneten Therapiemaßnahmen (Schüz & Wurm 2009).

4.1.5 Männer und Frauen

Geschlechtsspezifische Beratung kann sich einerseits auf das biologische Geschlecht beziehen (z.B. Probleme im Zusammenhang mit Wechseljahresbeschwerden der Frau), andererseits auf „Gender" als die kulturell geprägte Ausformung der Geschlechterrolle. Feministische Anstrengungen haben in den letzten 30 bis 40 Jahren bereits zu einem spezifischen Beratungsangebot für Frauen (Frauenberatungsstellen, Beratungsstellen für Opfer häuslicher Gewalt oder für Opfer von Vergewaltigung) führen können (Sickendiek 2007). Es darf darüber aber nicht vergessen werden, dass Männer über Jahrtausende eine (meist juristisch abgesicherte) Sonderstellung innehatten (Vogt 2007) und dass die Individualisierung und Selbstbestimmung der Frau in Deutschland auch erst über diese letzten 40 Jahre ihre wesentliche Entwicklung genommen hat. Beratung als „Neuorientierung" und „Unterstützung bei der anstrengenden Arbeit am Selbst" schließt „immer eine geschlechtstypisch geprägte Identitätsfindung und -darstellung" mit ein (Tatschmurat 2007: 239). In den feministischen Beratungskonzepten ist ein zentrales Thema die Dimension der

Macht. Die wahrgenommene „Macht der Expertin" (Sickendiek 2007: 772) kann Lösungswege oder Zielvorstellungen beeinflussen. „Beziehungsmacht", also „die Macht in der Beziehung zwischen Beraterin und Klientin" (ebd.: 772) muss nicht grundsätzlich schädlich sein, sondern kann nützlich sein, um Geborgenheit und Zutrauen in die Kompetenzen der Beraterin zu vermitteln. Einflussmacht kann gewinnbringend im Sinne der Klientinnen genutzt werden, um diese zu bemächtigen, eigene Handlungskontrolle besser zu übernehmen („Empowerment", s. Kap. 4.1.2). Einflussmacht birgt aber immer auch die Gefahr des Missbrauchs. Während Klientinnen meist mit Beraterinnen leichter und schneller eine Beziehung aufbauen, können hier aber eher auch Konkurrenzsituationen entstehen, die den Beratungsprozess wiederum gefährden könnten (Vogt 2007).

Die Diskriminierung von Frauen, die auch in der westlich geprägten Gesellschaft in Deutschland noch existiert (Sonntag et al. 1995), nicht zuletzt auch an deutschen Hochschulen (Harms 1995), bedingt auch personale Gewalt gegenüber Frauen. Mit zunehmender Diskriminierung von Frauen nimmt auch die Gewalt gegenüber Frauen zu (Vogt 2007). Dabei kann es sich um innerhäusliche und außerhäusliche Gewalt handeln, um körperliche oder sexuelle Gewalt von Männern gegenüber Frauen und Mädchen, aber auch von Frauen gegenüber Kindern. Das Erleben von sexueller Gewalt führt etwa bei 50% der Betroffenen zur Ausbildung einer Posttraumatischen Belastungsstörung (Maercker & Michael 2009), einer schweren Störung, die mit erheblichen Beeinträchtigungen einhergeht und professioneller Unterstützung (i.d.R. auch in Form von Psychotherapie) bedarf. In jedem Fall aber ist eine Beratung und Begleitung der Betroffenen hilfreich, um zu stabilisieren, die eigene Selbstbestimmung wiederherzustellen und Ressourcen wieder zu aktivieren (Hille 2003). Frauen mit physischer Gewalterfahrung zeigen psychische Beeinträchtigungen, die aber von Selbstkonzept und Kohärenzgefühl moderiert wurden (Köhlmeier & Amann 2006). Die präventive Stärkung dieser Variablen kann insofern einen positiven Einfluss auf die Bewältigung von Gewalterfahrungen nehmen. Der Schwerpunkt der präventiv ausgerichteten gesundheitspädagogischen Beratung von Frauen und Mädchen liegt damit auch hier auf dem „Empowerment". Das Erleben von Diskriminierung (also einer zumindest in Teilen nicht selbst zu kontrollierenden Umwelt) führt in erster Linie zu einer Beeinträchtigung der Kontrollüberzeugungen und der Selbstwirksamkeitserwartung (Vogt 2007), wodurch wiederum die Wahrscheinlichkeit sinkt, sich zukünftigen Übergriffen gegenüber besser zur Wehr setzen zu können. Das „Empowerment" sollte hier also zum Ziel haben, die Selbstsicherheit und Selbstwirksamkeit zu stärken, aber auch Netzwerke zu schaffen, auf die Frauen gerade in Krisensituationen zurückgreifen können, und nicht zuletzt Aktivitäten auf politischer Ebene aufzubauen, um die Interessen der Frauen zu vertreten und strukturelle Diskriminierung längerfristig abzubauen (Vogt 2007). Auf der praktischen Seite muss ein Beratungsangebot an Frauen in besonderem Maße die häufigen Mehrfachbelastungen durch die unterschiedlichen Rollen von Frauen berücksichtigen. Ein Angebot sollte daher möglichst niedrigschwellig sein und z.b. flexible Öffnungszeiten bieten, mittels öffentlicher Verkehrsmittel erreichbar sein und bestenfalls z.b. eine gleichzeitige Kinderbetreuung ermöglichen.

Der Themenbereich der „Frauengesundheit" ist inhaltlich vielfältig und im Rahmen von Gleichstellungsbemühungen rückt er zunehmend in den Blickpunkt des Gesundheitssystems. 1999 wurde vom (damaligen) Bundesministerium für Jugend, Familie, Senioren und Frauen eine groß angelegte Bestandsaufnahme zur gesundheitlichen Situation von Frauen in Deutschland herausgegeben (BMJFSF 1999). Der Bericht gibt u.a. Aufschluss über frauenspezifische Prävalenzen von Erkrankungen und Todesursachen, gynäkologische Erkrankungen, Reproduktion und Gewaltfolgen. Im Zusammenhang mit gesundheitspädagogischen Fragestellungen ist besonders das Kapitel über „gesundheitsbezogene Lebensweisen" von Bedeutung. Die Ergebnisse dieses Kapitels werden im Folgenden kurz dargestellt, da sie vielfältige Ansätze für präventive, gesundheitsfördernde Maßnahmen liefern. Der Bericht weist einen Zusammenhang zwischen sozialer Lebenslage (geringe Bildung und niedrige Schichtzugehörigkeit) und (geringerem) körperlichem wie psychischem Wohlbefinden (basierend auf einer subjektiven Einschätzung der Betroffenen) nach. Es werden die Konsummuster von Alkohol, Nikotin und psychotropen Medikamenten sowie riskantes Verhalten (Unfälle/Stürze) dargestellt. Der Bericht betont, dass Frauen bereits im Jugendalter weniger und vorsichtiger Alkohol konsumieren als Männer, und dass diese Tendenz das ganze Leben über bestehen bleibt, bei einem rückläufigen Konsum über die Lebensspanne hinweg. Hier wird auf folgende weitere Zusammenhänge verwiesen: Konsummenge mit Familienstand (höherer Konsum bei geschiedenen Frauen und geringerer bei verheirateten und bei Frauen mit Kindern), Bildung (Frauen mit höherer Bildung konsumieren mehr – dieser Zusammenhang ist bei Männern umgekehrt) und Art der Erwerbstätigkeit (in der Altersgruppe bis 39 Jahren besteht ein höherer Konsum bei einfacheren Tätigkeiten, bei älteren Frauen bei höher qualifizierteren Tätigkeiten). Das Rauchen hat in den vergangenen Jahrzehnten bei Frauen zugenommen. Höhere Raten wurden bei arbeitslosen Frauen und solchen mit geringem Einkommen bzw. Transferleistungsempfängerinnen und bei Frauen mit niedrigerer Schulbildung gefunden. Die Wirksamkeit von Präventionsmaßnahmen bzgl. des Rauchens konnte nachgewiesen werden, wobei der Bericht empfiehlt, diese speziell an Frauen mit niedriger Schulbildung

4 Adressaten und Settings der gesundheitspädagogischen Beratung

und aus den unteren sozialen Gruppen zu richten. Die Langzeiteinnahme von Schlaf- und Beruhigungsmitteln zeigte sich bei älteren und alten Frauen als deutlich erhöht, wobei sich die Nutzerinnen der Gefahr der Abhängigkeit von diesen Medikamenten meist nicht bewusst sind. Schließlich wird im Kapitel über riskantes Verhalten berichtet, dass Frauen ein geringeres Risiko tragen, im Straßenverkehr tödlich zu verunglücken, aber ein größeres, bei Haushaltsunfällen (auch tödlich) zu verglücken. Stürze sind dabei ein typisches Risiko der betagten und hochbetagten Frauen. Der Bericht weist also auf einige besondere Gefährdungsbereiche von Frauen hin, hinsichtlich derer ein gesundheitspädagogisch orientiertes präventives Wirken bzw. die Unterstützung einer Verhaltensänderung indiziert ist.

Unter dem Blickwinkel der „Männergesundheit", also besonderer Gefährdungsbereiche bei Männern, muss bei diesen eine deutlich höhere Prävalenz insbesondere für Suchterkrankungen – v.a. Alkohol (Soyka 2008b) und Drogen (Soyka 2008a) – und für Suizid (Schmidtke et al. 2002) festgestellt werden. Männer erleiden zudem deutlich häufiger einen Herzinfarkt (Härtel 2002). Dieses im medizinischen Bereich recht bekannte Faktum führt bedauerlicherweise dazu, dass Herzinfarkte oder deren Vorboten bei Frauen jedoch oft nicht richtig erkannt, teilweise als psychische Beschwerden fehldiagnostiziert werden. Dies wiederum reduziert die Überlebenschancen bei Frauen, die einen Herzinfarkt erleiden (Härtel 2002). Ein weiterer Unterschied zwischen den Geschlechtern besteht hinsichtlich der Lebenserwartung. Die Lebenserwartung von Frauen übersteigt jene von Männern um ca. sechs Jahre, während die Anzahl der in Gesundheit verbrachten Lebensjahre sich zwischen den Geschlechtern nicht wesentlich unterscheidet (Babitsch 2009). Die Erklärungsansätze hierfür reichen von der Frühsterblichkeit an verhaltensbedingten Erkrankungen bei Männern (Babitsch 2009) bis zu multifaktoriellen Erklärungsansätzen mit genetischen, gesellschaftlich-kulturellen und psychisch-verhaltensbezogenen Faktoren (Hurrelmann 1996). Hieraus ergeben sich durchaus unterschiedliche Ansätze in der Gesundheitsförderung bei Männern und Frauen, zumal das Inanspruchnahmeverhalten bzgl. Präventionskursen (Bewegung, Entspannung, Ernährung – nicht aber Nichtrauchen) bei Männern erheblich schlechter ist als bei Frauen (Hinze & Samland 2004). Dieses Ungleichgewicht weist darauf hin, dass in der Planung von Präventionsangeboten auch Gender-Aspekte berücksichtigt werden müssen. Einen eher männlichen Zugang zu Entspannungs- oder Stressbewältigungsangeboten zu bieten wird z.B. darüber realisiert, solche Angebote in einen Zusammenhang mit Leistungsthemen zu bringen (Neubauer & Winter 2006).

4.1.6 Menschen mit Migrationshintergrund

Unter den „Personen mit Migrationshintergrund" sollen hier primär die Menschen betrachtet werden, die aus anderen Ländern in erster Generation nach Deutschland immigriert sind, und nicht Binnenmigranten oder Nachfahren, die in Deutschland geboren und aufgewachsen sind. Menschen mit Migrationshintergrund sind jedoch in sich eine sehr heterogene Gruppe, die sich hinsichtlich kultureller, ethnischer, persönlicher und sprachlicher Aspekte sehr stark unterscheidet. Hier sollen speziell Gemeinsamkeiten und solche Themen herausgearbeitet werden, welche für den Beratungsprozess relevant sind.

Menschen mit Migrationshintergrund weisen in Deutschland nach einem sehr breit angelegten Survey des Robert-Koch-Instituts (Razum et al. 2008) insgesamt einen – auf der Basis vergleichbarer sozialer Lagen – nicht wesentlich schlechteren Gesundheitszustand auf als deutschstämmige Menschen. Gleichwohl sind sie häufiger verschiedenen Risikofaktoren wie einem niedrigen sozioökonomischen Status, der Arbeit in einem gesundheitsgefährdenden Beruf, einer ungünstigen Wohnsituation oder Arbeitslosigkeit ausgesetzt. Demgegenüber werden von den Autoren aber auch besondere Ressourcen vermutet, wie z.B. dass nur gesunde und aktive Menschen die Risiken einer Migration auf sich nehmen. Menschen mit Migrationshintergrund erkranken also grundsätzlich an den gleichen Erkrankungen wie gebürtige Deutsche. Da Menschen mit Migrationshintergrund allerdings vor oder während bzw. unmittelbar nach der Migration häufig Traumata, z.B. im Rahmen politischer oder ethnischer Verfolgung, ausgesetzt waren oder sind, scheint die Diagnose einer posttraumatischen Belastungsstörung in zeitlicher Nähe zur Migration bei dieser Bevölkerungsgruppe eher häufiger aufzutreten (Razum et al. 2008). Zudem ist bei Menschen mit Migrationshintergrund im Bereich der psychischen Störungen eine höhere Prävalenzrate von Depressionen und somatoformen Störungen belegt (Bär 2011).

Obwohl Menschen mit Migrationshintergrund also einen den Deutschen weitgehend vergleichbaren Gesundheitszustand aufweisen, zeigen sie eine vergleichsweise geringe Inanspruchnahme von Einrichtungen der gesundheitlichen Versorgung (Keller & Baune 2005). Die Gründe hierfür sind vielfältig und liegen im Wesentlichen in deutlichen *Zugangsbarrieren* der primären Gesundheitsfürsorge wie z.B. gesetzlichen Rahmenbedingungen, der Nichtbeachtung der besonderen Bedürfnisse dieser Personengruppe, fehlenden Hilfen zur Orientierung im Gesundheitssystem und fehlenden Beratungsdiensten sowie Sprach- und Kommunikationsproblemen (Mengistu 2002). Zudem können auch Diskriminierungserwartungen, Misstrauen, negative Vorerfahrungen oder der Aufenthaltsstatus eine Inanspruchnahme verhindern (Borde 2009). Diese

Zugangsbarrieren auszuräumen ist allerdings primär eine Aufgabe des öffentlichen Gesundheitssystems, nicht die des Beraters oder der Beraterin, denn diese können nur mit KlientInnen arbeiten, die zur Beratung erscheinen. Allerdings gibt es Hinweise auf eine negative Einstellung bestimmter Migrantengruppen (hier: türkischer bzw. russischer Menschen) gegenüber Psychotherapie (Calliess et al. 2007, Ditte et al. 2006). Da Beratung im gesundheitlichen Kontext wie die Psychotherapie (spez. die kognitiv-behaviorale) eine Verhaltensänderung fokussiert, muss vermutet werden, dass solche Vorbehalte auch gegenüber einer Beratung bestehen könnten.

Ist diese Hürde erst genommen, sollten sich BeraterInnen auf die Besonderheiten dieser Adressatengruppe vorbereiten. Hinsichtlich der bereits erwähnten *sprachlichen bzw. Kommunikationsprobleme* kann es in manchen Situationen unumgänglich sein, einen Dolmetscher hinzuzuziehen, insbesondere da Sprache nicht nur ein Werkzeug der Verständigung darstellt, sondern auch emotionale Bedeutungen und Wertorientierungen transportiert. Die Verfügbarkeit von Dolmetschern ist allerdings nicht selbstverständlich und die Finanzierung höchst problematisch. Ein Zurückgreifen auf Verwandte bzw. Bekannte der KlientInnen ist auch nicht immer möglich und insbesondere nicht immer ratsam, wenn persönliche Themen im Mittelpunkt stehen, die kulturellen Tabus unterworfen sind (z.b. Verhütung oder Partnerschaft in streng gläubigen, traditionellen Kontexten). Wenn eine Verständigung in der deutschen Sprache möglich ist, sollte die Sprechweise an die Verständnisschwierigkeiten angepasst werden (klare, laute und deutliche, gut artikulierte und dialektfreie Aussprache sowie einfache Wortwahl). Dabei muss aber immer berücksichtigt werden, dass eine reine Übersetzung von Wörtern möglicherweise deren Konnotation nur unzureichend oder gar falsch wiedergibt.

Ein Spannungsfeld ergibt sich auch durch unterschiedliche *kulturspezifische Krankheitskonzeptionen* (Hörbst & Lenk-Neumann 2002). Der Leib-Seele-Dualismus der westlichen Medizin kann auf viele nichtwestliche Heilsysteme nicht eins zu eins übertragen werden. Letztlich existieren in jeder Kultur und Gesellschaft eigene Vorstellungen zu Gesundheit und Krankheit. So drücken z.b. MigrantInnen ihre Schmerzen stärker und unspezifischer aus als deutsche Personen und zeigen eine stärkere Neigung zur Somatisierung (Merbach et al. 2007), d.h., psychische Probleme werden weniger direkt ausgedrückt und müssen aufmerksamer eruiert werden. Genauso existieren aber zum Beispiel auch geschlechtsspezifische Unterschiede in der Schmerzäußerung. Auch die Symptomrepräsentation in unterschiedlichen Organsystemen folgt den unterschiedlichen kulturellen Prägungen und erfordert neben dem Verstehen von Wörtern eher eine kulturelle Übersetzung (Hornung 2007). Abhängig von den eine Person prägenden kulturellen Hintergründen existieren zudem auch spezielle kulturspezifische bzw. kulturgebundene Störungen. Diese haben eine in einer bestimmten Kultur klar umschriebene Symptomatik. Sie gehen zwar prinzipiell auf die gleiche Entstehungsgeschichte zurück wie Störungen, die in der westlich geprägten Kultur auftreten, finden aber auf der Ebene von Verhalten, Gefühlen und gedanklicher Verarbeitung ganz andere Ausdrucksformen (Hörbst 2002).

Wie kann nun eine gute Beratung unter Berücksichtigung interkultureller Dimensionen in der Praxis aussehen? Auf der einen Seite besteht eine wesentliche gesellschaftliche Aufgabe in der Schaffung eines gesonderten Versorgungssystems mit spezifischen, bestenfalls auch muttersprachlichen Beratungsstellen. Dies flächendeckend zu erreichen ist jedoch eine gesellschaftliche Mammutaufgabe. Auf der anderen Seite gilt es daher, die interkulturellen Dimensionen bestmöglich in das vorhandene Beratungsangebot zu integrieren. In der praktischen Arbeit mit Menschen mit Migrationshintergrund ist zunächst eine besondere Sensibilisierung, aber auch Neugier für die Thematik vonnöten. Aufgrund der sehr heterogenen Personengruppen ist es nicht einfach, allgemeingültige Empfehlungen zu geben. Deutschstämmige Berater und Beraterinnen, die mit einer oder mehreren dieser Personengruppen arbeiten, müssen sich in der Praxis relevante Fertigkeiten und kulturspezifisches Wissen langsam erarbeiten und sollten dabei besonderen Wert auf regelmäßige Supervision legen, die auch hilft, die eigene Kulturgebundenheit fortwährend zu reflektieren. Hier sollen aber zumindest einige wichtige Aspekte aufgeführt werden, die es zu beachten gilt:

- Beratende sollten eine Haltung wohlwollender Neugier einnehmen, also in einer neutralen Haltung nach Gründen suchen, die zu einem speziellen Verhalten geführt haben mögen (Hegemann 2001). Gleichzeitig sollte die professionelle Neugier Rücksicht auf kulturspezifische Tabuthemen nehmen (Erll & Gymnich 2007).
- In der verbalen Kommunikation sollte nicht von „Selbstverständlichkeiten" ausgegangen werden – Zusammenhänge, Routinen, Verlässlichkeit von Zusagen etc. sollten stets explizit und transparent dargestellt werden (Hegemann 2001).
- Auch auf der Ebene der nonverbalen Codes muss beachtet werden, dass in anderen Kulturen z.B. Gestik und Mimik andere Bedeutungen besitzen (z.B. ist Lächeln in asiatischen Kulturkreisen eher ein Ausdruck von Scham als von Vergnügen und kann daher leicht fehlinterpretiert werden) oder dass andere Wahrnehmungen von körperlicher Nähe vs. Distanz existieren (Erll & Gymnich 2007).
- Es handelt sich immer um Minderheitengruppen im Vergleich zur Mehrheitengruppe der Deutschen. Allein die Tatsache der Minderheitenzugehörig-

keit führt häufig zu Diskriminierung, die nicht bagatellisiert werden sollte (s. dazu auch Kap. 4.1.7).
- Auf der anderen Seite kann es auch passieren, dass sich Berater und Beraterinnen in einem heroischen Kampf zu einer „Minderheitenanwaltschaft" berufen fühlen, die auch nicht automatisch die Bedürfnisse einzelner KlientInnen wiedergibt.
- In der Kommunikation müssen Asymmetrien der Macht stets vorsichtig reflektiert werden. Eine subjektiv schwache Position aufseiten des Klientels kann durch die mangelnde Verfügbarkeit sprachlicher Ressourcen, aber auch unzureichendes Wissen über Rechte, Prozeduren und Institutionen entstehen (Gaitanides 2007). Gerade eine bevormundende Expertenmacht soll aber in der Beratung abgebaut werden. Ohnmachtsgefühle gibt es aber auch auf der anderen Seite, wenn z.B. KlientInnen „die Ausländerfeind-Karte ziehen" und damit über eine Opferrhetorik Schuldgefühle generieren, um Forderungen Nachdruck zu verleihen.

4.1.7 Gesellschaftlich marginalisierte Menschen

Unter marginalisierten Menschen werden Personen verstanden, die z.B. aus Gründen ihrer ethnischen, religiösen, soziosexuellen oder sozioökonomischen Zugehörigkeit an den Rand der Gesellschaft gedrängt bzw. durch diskriminierende Maßnahmen von ihr ausgeschlossen (marginalisiert) werden. Dabei handelt es sich nicht um eine selbstgewählte Randposition, sondern um einen Prozess der Exklusion und Stigmatisierung durch die dominante Kerngruppe der Gesellschaft (Karstedt 1975). Dieser Kategorisierung zufolge handelt es sich dabei (wie auch bei der Gruppe der Menschen mit Migrationshintergrund) um eine höchst heterogene, vielfältige Menschengruppe. In Deutschland zählen dazu sehr unterschiedliche Gruppen wie z.B. Menschen ohne festen Wohnsitz, ehemalige Strafgefangene, Menschen mit Behinderungen (auch chronisch psychisch Kranke), Drogenabhängige, Angehörige religiöser Minderheiten, Roma und Sinti, Menschen mit Migrationserfahrung, Prostituierte, Menschen mit einer homosexuellen oder bisexuellen Orientierung, transidente Menschen, Arbeitslose oder Menschen mit geringem Einkommen. Aufgrund der Heterogenität dieser Personengruppen ist eine allgemeine Beschreibung ihres Gesundheitszustandes nicht möglich. Diesen sehr unterschiedlichen Individuen sind allerdings Diskriminierungs- und Stigmatisierungserfahrungen gemein (Blahusch 1979, Koehl 1995), die in Minderheitengruppen häufig internalisiert werden und so zu einer negativen Selbstbewertung führen können (Salazar & Abrams 2005). Im englischen Sprachraum ist hierfür der Begriff des „minority stress" (Meyer 2003) geläufig. Beratungsprozesse mit KlientInnen

4 Adressaten und Settings der gesundheitspädagogischen Beratung

aus solchen Personengruppen verlangen von den Beratenden daher eine entsprechend hohe Sensibilität für das die Personen prägende Umfeld mit seinen besonderen Auswirkungen auf das Selbstverständnis der Betroffenen. Diese Problematik ist besonders explizit im deutschsprachigen Raum im Ansatz der *lebensweltorientierten sozialen Arbeit* nach Thiersch (1978, 2009) berücksichtigt, im englischen Sprachraum findet es Ausdruck im Begriff der *diversity*. Die Ansätze rücken besondere Lebenslagen in den Mittelpunkt der Beratung, und die Beratungsausbildungen in Nordamerika und Großbritannien haben mittlerweile zum Standard, für den Aspekt der Diskriminierung zu sensibilisieren, indem z.b. auch Angehörige der dominanten Bevölkerungsgruppe zu Trainingszwecken Diskriminierungen ausgesetzt werden (Engel & Sickendiek 2005). Die lebensweltorientierte Soziale Arbeit „rekonstruiert [...] Benachteiligungen, Ungerechtigkeiten und Ausgrenzungen in der Unterschiedlichkeit von Lebensfeldern und Lebenslagen, z.b. von Armut, Geschlecht, Alter und Ethnie sowie von Schichten, Gruppen und Milieus; sie sieht die Menschen darin in ihren lebensweltlich geprägten subjektiven Deutungsmustern und Lern-, Bildungs- und Bewältigungsaufgaben. Sie versteht Menschen in der Dialektik von Ressourcen und Defiziten, von Bewältigungskompetenzen und Unzulänglichkeit." (Thiersch 2007: 701). Entsprechend dieser Definition ist zunächst einmal vorauszusetzen, dass Beratende sich mit den Lebenswelten ihrer KlientInnen auseinandersetzen, dass sie aber auch ihre eigene Geschichte, ihre Motive, Erfahrungen und Erwartungen reflektieren. Professionalität bedeutet hier in besonderem Maße die Inanspruchnahme von Supervision und Intervision oder kollegiale Beratung. Für die Beratungssituation leitet Thiersch (2007, 2009) folgende konkrete Strategien ab:

- Ungleichheiten, Unterprivilegierung und Randständigkeit können fehlende Kenntnis, fehlende Selbstverständlichkeit und fehlenden Mut bedingen, Beratung in Anspruch zu nehmen. Beratende müssen daher besondere Strategien anwenden, um sich bekannt zu machen, zugänglich zu sein und Vertrauen zu erwecken. Solche Strategien können sein, sich einzulassen, zuzuhören, zu akzeptieren, nachzufragen und Kompetenz zu zeigen.
- Gleichzeitig bedeutet das Inanspruchnehmen von Hilfe für viele Menschen auch ein Eingeständnis des eigenen Scheiterns (mit den eigenen Möglichkeiten nicht zurande gekommen zu sein), was von der beratenden Person entsprechenden Respekt erfordert.
- Es sollte schließlich gemeinsam ausgehandelt werden, was überhaupt als Lebensschwierigkeit verstanden wird und welche Form der Hilfe dafür akzeptabel erscheint.

4.2 Ausgewählte Settings gesundheitspädagogischer Beratung

Zusammenfassung
Beratung findet immer in einem spezifischen sozialen Rahmen, also einem „Setting" statt. Der „Setting-Ansatz" ist in der Ottawa-Charta der WHO als Schlüsselstrategie der Gesundheitsförderung beschrieben, die damit auch Methoden der Verhältnisprävention umfasst. Hier werden die jeweiligen Besonderheiten verschiedener Settings professioneller Beratung beschrieben, in die speziell gesundheitspädagogische Beratungsangebote einzugliedern sind.

Die Methodik der Gesundheitsförderung und der Beratung kann nicht getrennt von dem Setting betrachtet werden, in dem sie stattfindet. Unter einem „Setting" versteht man einerseits ein soziales System, „das eine Vielzahl relevanter Umwelteinflüsse auf eine bestimmte Personengruppe umfasst", und andererseits „ein System, in dem diese Bedingungen von Gesundheit und Krankheit auch gestaltet werden können" (Wulfhorst 2002: 68). Der „Setting-Ansatz" ist auch in der Ottawa-Charta der WHO verankert und „wird als Schlüsselstrategie zur Gesundheits-Förderung verstanden und auch als Antwort auf die beschränkten Erfolge traditioneller Gesundheitserziehungs-Aktivitäten bezeichnet, die sich mit Informationen und Appellen an Einzelpersonen wenden. In einem Setting-Ansatz sind die Interventionen auf soziale Systeme, d.h. auf Organisationen und Netzwerke von Organisationen und nicht auf einzelne Menschen und ihr individuelles Gesundheits-/Risikoverhalten ausgerichtet" (Wulfhorst 2002: 68f). Organisatorische Faktoren wirken aber mit persönlichen Faktoren zusammen, sodass letztlich der Setting-Ansatz alle Maßnahmen der Gesundheitserziehung und Gesundheitsförderung, erweitert um strukturelle Komponenten der Verhältnisprävention, umfasst (Bauch 2002). So ist die Beratung in spezifischen Settings stets auch in einen größeren, strukturellen Kontext der Gesundheitsförderung eingebunden, der jeweils spezielle Angebote, aber auch spezielle Erfahrungen, Traditionen, Erwartungen, Netzwerke etc. zur Verfügung stellt.

Professionelle Beratung findet darüber hinaus in einem formellen Setting statt, welches auf drei Ebenen betrachtet werden kann (Nußbeck 2010: 83) und welches den Prozess der Beratung maßgeblich mitbestimmen kann:

- Erstens muss auf der *institutionellen Ebene* unterschieden werden, in welcher Trägerschaft ein Beratungsangebot angeboten wird (welche häufig das Weltbild und relevante Normen bzw. Werte bestimmt), wie es finanziert wird und ob die Beratungseinrichtung mit anderen Organisationen vernetzt ist,

4 Adressaten und Settings der gesundheitspädagogischen Beratung

- Zweitens können auf der *sächlichen Ebene* unterschiedliche Rahmenbedingungen hinsichtlich der Örtlichkeit (Lage, Erreichbarkeit etc. oder aufsuchende Beratung) sowie Ausstattung der Beratungsstelle (hier ist Schalldichtigkeit der Räume von besonderer Bedeutung, aber auch eine Raumgestaltung, die Seriosität und Professionalität vermittelt, nicht aber persönliche Stile, kulturelle oder Werthaltungen erkennen lässt) beschrieben werden (hierzu zählt auch die Professionalität der BeraterInnen),
- Drittens muss auf der *methodischen Ebene* differenziert werden, wie die Beratungssituation konkret ausgestaltet wird. Hierzu zählen z.b. die Form (Einzel- vs. Gruppenberatung), der Zeitrahmen (Dauer und Frequenz der Beratungsgespräche) etc.

4.2.1 Beratungsstellen

Beratungsstellen in Deutschland sind meist themenspezifisch ausgerichtet, im Kontext der Gesundheitsförderung gibt es z.b. folgende Angebote:
- Suchtberatungsstellen,
- AIDS-Beratungsstellen,
- Beratungsstellen für Kinder und Jugendliche,
- Beratungsstellen für Mädchen und Frauen,
- Onkologische Beratungsstellen,
- Ernährungsberatungsstellen,
- Beratungsstellen für Sexualaufklärung und Familienplanung oder
- Beratungsstellen für Menschen mit psychischen Beeinträchtigungen.

Die inhaltliche Spezialisierung bewirkt einerseits eine hohe fachliche Kompetenz bzgl. der jeweils fokussierten Themen, aber andererseits auch eine Vernachlässigung anderer Bereiche, weswegen der Vernetzung der Einrichtungen so hohe Bedeutung zukommt (vgl. Kap. 2.3). Alle Beratungsstellen, gleich welcher Trägerschaft, unterliegen immer bestimmten gesellschaftlichen Norm- und Wertvorstellungen oder Vorstellungen von Gesundheit und Krankheit, die letztlich die von den Beratenden anvisierten Zielrichtungen mitbestimmen (Nußbeck 2010: 84). Zudem sind Beratungsstellen in Deutschland häufig konfessionell gebunden und werden von den großen christlichen Kirchen finanziert. Auch wenn dies nicht bedeutet, dass die KlientInnen der jeweiligen Konfession angehörig sein müssen, um dort eine Beratung zu erhalten, ist doch für eine Anstellung der Beratenden meist Vorbedingung, der entsprechenden Kirche zuzugehören. Dies impliziert ein bestimmtes Weltbild, was wiederum den Inhalt des Beratungsgespräches (z.b. die jeweils diskutierten Lösungsalternativen eines Problems) beeinflussen kann. Die Einstellung der Beratenden zu einer möglichen Handlungsalternative wird nahezu immer, speziell auch über nonverbale Kanäle, spürbar. Um hier eine Einschränkung der KlientInnen in ihren Handlungsmöglichkeiten zu vermeiden, müssen im Sinne einer ethisch korrekten Beratung (Empowerment bedeutet, KlientInnen zu einer *eigenen* Entscheidung zu befähigen, und nicht, ihnen einen Weg vorzugeben) die jeweils Beratenden solche Konflikte deutlich und transparent machen und ggf. alternative Angebote vorschlagen. Damit allerdings könnten sie schlimmstenfalls in Konflikt mit den Leitlinien des Arbeitgebers geraten. Neben den konfessionellen gibt es viele weitere Beratungsstellen in öffentlich-rechtlicher (z.B. Kommunen, Länder, teilweise auch an Kliniken angeschlossene Beratungsstellen) oder privater Trägerschaft (Vereine, Wohlfahrtsverbände etc.). Auch diese Trägerschaften unterliegen jeweils eigenen gesellschaftlichen Vorstellungen und Krankheitsverständnissen, die nicht zuletzt auch von den jeweiligen Berufsgruppen bestimmt werden, die die Verantwortung für die inhaltliche Ausrichtung der Beratungsstellen tragen. Solche Vorstellungen und Leitbilder persönlich regelmäßig zu reflektieren, erhöht die Offenheit für unterschiedliche Problemlagen und unterschiedliche Lösungsansätze.

Die meisten Beratungsstellen größerer Organisationen unterziehen sich mittlerweile einem formalisierten Qualitätsmanagementprozess (z.B. nach DIN EN ISO 9001). Wenn dies der Fall ist, können KlientInnen von einer sehr hohen Beratungsqualität ausgehen. Für die Beratenden bedeutet ein Qualitätsmanagement die Möglichkeit, die eigene Arbeit kontinuierlich zu reflektieren und zu verbessern, auch wenn es insbesondere für „BerufsanfängerInnen" aufgrund der noch nicht allzu großen Berufserfahrung zunächst etwas Mut erfordert, sich „auf die Finger schauen" zu lassen. Die dadurch aber letztlich rasch wachsende Sicherheit in Beratungsprozessen lohnt jedoch allemal dieses Wagnis.

In vielen Beratungsstellen werden neben der Einzelberatung auch Beratungen von Paaren oder Familien angeboten. Spezielle *Paarberatungen* haben meist die Kommunikation und Interaktion des Paares zum Inhalt, was kein typisches Thema einer Gesundheitsberatung darstellt. Denkbar ist allerdings, dass KlientInnen von ihren PartnerInnen begleitet werden, wenn diese ein besonderes Interesse an den Inhalten haben. Beratende müssen in diesem Fall berücksichtigen, dass Begleitpersonen nicht nur stille Zuhörer sind, sondern z.B. die KlientInnen selbst zu dem Gespräch motiviert haben könnten. Eine Allianzbildung mit den Begleitpersonen kann dann den Prozess eher behindern, v.a. wenn die KlientInnen noch keine eigene Motivation entwickelt haben und sich genötigt fühlen. Der Auftrag der Beratung besteht dann zunächst in der Entwicklung von Eigenmotivation. Zuweilen können Begleitpersonen aber sehr hilfreich in den Prozess miteinbezogen werden, z.B. wenn die KlientInnen sich so Unterstützung in der Verhaltensänderung sichern wollen. Beratungen mit Einbezug der gesamten Familie gehen deutlich über die Vermittlung von Informationen unter mehreren Zuhörern hinaus, da jedes einzelne Mitglied eines Systems (hier: Familie) eigene Erwartungen und Ziele hat, die nicht unbedingt mit den Zielen der jeweiligen KlientInnen übereinstimmen, woraus eine beträchtliche Dynamik entstehen kann. Eine *Familienberatung* erfordert daher eine spezielle systemische Ausbildung (s. Kap. 1.2.4).

4.2.2 Betriebe, Behörden, Organisationen

In Betrieben ist seit der 1989 erfolgten und nach einer dreijährigen Pause 2000 neu aufgelegten Verankerung der Gesundheitsförderung im SGB V die „betriebliche Gesundheitsförderung" unter Trägerschaft der Krankenkassen etabliert, deren Aufgabe es ist, „unter Beteiligung der Versicherten und der Verantwortlichen für den Betrieb die gesundheitliche Situation einschließlich ihrer Risiken und Potenziale zu erheben und Vorschläge zur Verbesserung der gesundheitlichen Situation sowie zur Stärkung der gesundheitlichen Ressourcen und Fähigkeiten zu entwickeln und deren Umsetzung zu unterstützen" (§ 20a, 1, SGB V). Die Maßnahmen sind dabei sowohl auf der Ebene der Verhältnisprävention (Abbau von Belastungen und Schaffung gesundheitsfördernder Faktoren) als auch auf der Ebene der Verhaltensprävention (Förderung gesunder Verhaltensweisen innerhalb und außerhalb des Betriebes) angesiedelt (Henke 2002). Verhaltensbezogene Maßnahmen umfassen dabei etwa ein Drittel der gesamten betrieblichen Gesundheitsförderung (Lenhardt & Rosenbrock 2007). Die betriebliche Gesundheitsförderung ist ein freiwilliges Angebot, welches inhaltlich z.B. die Handlungsfelder arbeitsbedingte körperliche Belastungen (v.a. Belastungen des Bewegungsapparates), Betriebsverpflegung, Stressmanagement, Mitarbeiterführung und Suchtprävention ausgestaltet (Henke 2002). Finanziert wird die betriebliche Gesundheitsförderung über die Betriebe selbst (direkt über Unkostenbeteiligungen und Freistellungen von der Arbeit oder indirekt über die Krankenkassenbeiträge), über die Krankenkasse (und damit die Arbeitgeber und die Arbeitnehmer) und über die Unfallversicherung. Somit ist die betriebliche Gesundheitsförderung rechtlich hauptsächlich im Arbeitsschutzgesetz und im Sozialgesetzbuch verankert (Faller & Faber 2010). Die vielfältigen Möglichkeiten, betriebliche Gesundheitsförderung mit Unterstützung der Krankenkassen umzusetzen, sind jedoch in den Unternehmen nicht immer bekannt (Joder 2007).

Für die Beratung in diesem Setting werden zuweilen auch die Begriffe der „Mitarbeiterberatung" (Dietze 2001) oder „Sozialberatung" (Finkelmeier 1993) oder im englischen Sprachraum des „employee counselling" oder "workplace counselling" (Athanasiades et al. 2008) verwendet. Grundsätzlich kann Mitarbeiterberatung von externen oder internen BeraterInnen durchgeführt werden. Es handelt sich dabei um ein niedrigschwelliges, vertrauliches Angebot von meist kurzer Dauer. Speziell externe BeraterInnen müssen sich über die Strukturen und Anforderungen der Arbeitsplätze genauestens informieren, um eine spezifische, in den Arbeitsplatzkontext eingebundene Beratung anbieten zu können (Kirk & Brown 2003). Interne BeraterInnen dagegen müssen besonders achtsam für die Vertraulichkeit des geschützten Settings sein, da die Inanspruchnahme von Beratung am Arbeitsplatz bedauerlicherweise noch immer zu Stigmatisierung führen kann. In einer groß angelegten englischen Evaluationsstudie zur Mitarbeiterberatung zeigte sich in den Prozessvariablen kein Unterschied im Ergebnis von direktiven vs. non-direktiven Beratungsmethoden (Goss & Mearns 1997). Eine qualitative Analyse der Interviews zeigte, dass die KlientInnen besonders von der neutralen, nicht-wertenden Position der BeraterInnen profitierten. Gerade im beruflichen Kontext, in dem Leistung und Bewertung einen so hohen Stellenwert innehat, scheint also ein besonderes Bedürfnis nach bedingungsloser Akzeptanz der eigenen Person zu bestehen. Der Befriedigung dieses Bedürfnisses, was an sich bereits ein wichtiger Bestandteil der beraterischen Grundhaltung nach der Personenzentrierten Beratung darstellt, muss folglich auch im beruflichen Kontext besondere Bedeutung zu kommen.

4.2.3 Schulen

Die schulpsychologische Beratung durch Beratungslehrkräfte und SchulpsychologInnen ist in Deutschland mittlerweile breit etabliert (Nußbeck 2010) und stellt ein Angebot für SchülerInnen, Lehrkräfte und Eltern zu Problemen dar, die im Kontext der Schule anzusiedeln sind. Meist handelt es sich inhaltlich z.B. um Fragen und Probleme im Zusammenhang mit Lern-/Leistungsschwierigkeiten, Verhaltensauffälligkeiten, Motivationsprobleme oder Schullaufbahnberatung (ebd.). In dem offenen Angebot können aber auch gesundheitsrelevante Themen zur Sprache kommen. Die Gesundheitsförderung an Schulen bezeichnet konkret die im Unterricht vermittelte Gesundheitserziehung, verschiedene Maßnahmen der Prävention (z.B. Zahnprophylaxe, körperliche Fitness, Ernährungsgewohnheiten, Suchtprävention und Gewaltprävention) sowie Programme zur Stärkung von Gesundheitsressourcen (z.B. hinsichtlich der Verhältnisse zwischen Lehrkräften und SchülerInnen bzw. Eltern oder zwischen SchülerInnen untereinander, des mangelnden Gesundheitswissens, der fehlenden Entspannung, der unvorteilhaften Ernährung oder des Zustands von Gebäuden, Schnabel 2007). Über solche speziellen Kon-

4 Adressaten und Settings der gesundheitspädagogischen Beratung

zepte hinaus wurden auch umfassendere Ansätze wie z.b. der bundesweite Modellversuch „Netzwerk gesundheitsfördernde Schulen" (1994–1997) realisiert, welcher Anfang der 1990er Jahre vom europäischen Regionalbüro der Weltgesundheitsorganisation WHO auf Grundlage der Ottawa-Charta als typischer Setting-Ansatz entwickelt wurde (Paulus 1999). Die Ziele sind sehr weitreichend und umfassen z.b. die Förderung von Gesundheit und Sicherheit, die Schaffung eines gesundheitsfördernden Lernumfeldes, die Stärkung des Verantwortungsbewusstseins, die Förderung der Beziehungen zwischen allen Beteiligten (hier werden stets neben Schülern und Schülerinnen sowohl die Lehrkräfte als auch die Familien einbezogen), aber auch die Partizipation und das „Empowerment". Es handelt sich dabei um Ansätze, die als „Neue Prävention" bezeichnet werden und sowohl eine Risikoorientierung als auch einen ressourcenbezogenen Gesundheitsfaktor umfassen (Paulus 1999: 123 f.).

Eine Beratungssituation erfordert bestimmte Kompetenzen nicht nur seitens der Beratenden, sondern auch die Ratsuchenden müssen, um die Beratungssituation für sich nutzen zu können, über spezielle sozial-kommunikative Kompetenzen verfügen, die nicht stillschweigend vorausgesetzt werden können (Grewe 2000). Dies gilt speziell auch für SchülerInnen, die aufgrund ihres Alters ohnehin noch in der Entwicklung ihrer Kompetenzen sind. An solchen Schulen, die im Rahmen von präventiv/gesundheitsfördernd angelegten Programmen zur Stärkung der allgemeinen Resilienz oder speziell der sozialen Kompetenz diese kommunikativen Aspekte bereits schwerpunktmäßig fördern, kann insofern davon ausgegangen werden, dass auch Beratungsangebote mit größerer Selbstverständlichkeit genutzt werden. Dagegen muss an Schulen, die nicht über solche Programme verfügen, sowohl mit Barrieren der Inanspruchnahme als auch mit Problemen in der Kommunikation und sozialen Kompetenz gerechnet werden. So braucht jeder (junge) Mensch zumindest eine grundlegende Überzeugung der eigenen Selbstwirksamkeit bzw. Veränderbarkeit von internalen und externalen Bedingungen (vgl. Kohärenzgefühl, Kap. 1.2.2) und eine Vorstellung davon, was in einer Beratung geschieht und wie er/sie eine Beratungsstelle nutzen kann, um ein Beratungsangebot als sinnvoll verstehen zu können. Ansätze der Gesundheitsförderung, die möglichst frühzeitig diese Lebenskompetenzen stärken, wie z.B. das Programm zur Prävention und Resilienzförderung in Kindertageseinrichtungen PRiK (Fröhlich-Gildhoff et al. 2007) senken folglich auch die Barrieren, um eine spätere Inanspruchnahme von professioneller Hilfe zu erleichtern. Sollten die entsprechenden Kompetenzen eher gering ausgeprägt sein, kann ein gewinnbringender Schwerpunkt der Beratung gerade die Förderung dieser darstellen, z.B. die Förderung der Selbstwirksamkeitsüberzeugungen entsprechend dem Ansatz von Bandura (1977), der folgende Wirkfaktoren herausgearbeitet hat:

eigene Handlungserfolge, stellvertretende Erfahrungen, verbale Überzeugung sowie physiologische und affektive Zustände. Zu deren direkter Umsetzung existieren bisher allerdings nur wenige empirische Berichte (Bohlen 2004, Klemenz 2003).

Die eigentliche Beratungsarbeit in der Gesundheitsförderung an Schulen greift in ihrem Kern wiederum auf den Ansatz des „Empowerment" zurück, das zum Ziel hat, Menschen zu einem selbstbestimmten Leben zu befähigen. Es geht also darum, Schülern und Schülerinnen mehr Kontrolle und Eigenverantwortung für ihr Tun zu verschaffen und damit ihr Wohlbefinden und ihre Gesundheit zu steigern, indem Eigeninitiative, Selbstständigkeit und Sozialkompetenz der Einzelnen gefördert werden sollten (Dür 2008: 150). Konkret bedeutet das, dass die Beratenden ihre Fachkompetenz nicht dazu nutzen, einen Weg vorzugeben, sondern dass sie die Beratenen darin unterstützen, selbst ihren nächsten Schritt zu entwickeln und dazu neue (oder aktuell nicht zugängliche) Ressourcen zu entdecken (Stark 2007). Dies ist letztlich eine sehr ressourcenorientierte Perspektive. Ziel der Beratung von Kindern und Jugendlichen im Kontext Schule sollte also z.b. nicht die reine Wissensvermittlung über Gesundheitsrisiken sein, sondern sie sollte Gelegenheit geben, eine Einstellungsänderung gegenüber ihren körperlichen, psychischen oder sozialen Befindlichkeiten zu erreichen (Kamps 2000). Hierzu ist neben dem Wissen über die Folgen gesundheitsschädlichen oder riskanten Verhaltens auch die Überzeugung vonnöten, Schwierigkeiten grundsätzlich (ob mit oder ohne Hilfe) meistern zu können (s. hierzu auch Kap. 4.1.3).

Nicht zuletzt sind aber auch die Lehrkräfte besonderen Belastungen ausgesetzt, die sie zu einer wichtigen Zielgruppe von gesundheitsfördernden Maßnahmen werden lassen: So haben Lehrkräfte z.B. viele Unterrichtsvor- und -nachbereitungen außerhalb der regulären Arbeitszeit, und meist in Ermangelung eines Dienstzimmers zu Hause, zu leisten (Heitzmann et al. 2007). Darüber hinaus sind Lehrkräfte in den Klassenräumen Lärm und Trubel ausgesetzt und Phasen der Entspannung innerhalb der Schule sind kaum möglich (Schaarschmidt & Kieschke 2007). Lehrkräfte sind damit einem besonderen Risiko ausgesetzt, ein Burnout-Syndrom zu entwickeln. So erfüllten in einer aktuellen Studie z.B. fast 20% der befragten Lehrkräfte die Kriterien für Burnout (Kaeser & Wasch 2009). Ein spezielles Beratungsangebot für Lehrkräfte wird z.B. von Abujatum und Kollegen vorgeschlagen, welches sich an ein Ressourcenkonzept anlehnt und als Methode die lösungsorientierte Beratung vorschlägt (Abujatum et al. 2007).

4.2.4 Kliniken

Für das Setting der Kliniken kann zunächst festgestellt werden, dass dort Menschen behandelt werden, die bereits gesundheitliche Beeinträchtigungen haben, die geheilt werden sollen („Intervention") oder deren Folgen so weit gemindert werden sollen, dass die Teilhabe am Leben wieder ermöglicht bzw. verbessert wird („Rehabilitation"). Strenggenommen handelt es sich dabei also nicht um Gesundheitsförderung im vorbeugenden Sinne, sondern um „tertiäre Prävention" (s. hierzu auch Kap. 4.1.2). Die beiden Begriffe haben deutliche Überschneidungen (Leppin 2007). Wie bereits oben in Kapitel 4.1.2 beschrieben, kann hier grundsätzlich von einer höheren Motivation der Betroffenen ausgegangen werden, da krankheitsbedingte Beeinträchtigungen bereits spürbar sind. Der Schwerpunkt einer Beratung unter dem Aspekt der Förderung eines gesunden Verhaltens, um Folgeprobleme zu minimieren, liegt hier also insgesamt weniger auf der Motivation als auf der Planungs- und Handlungsseite. Ein wesentliches Merkmal der Beratung in Kliniken stellt die Vernetzung der Angebote dar. So kann durch eine enge Kooperation aller in den Kliniken tätigen Berufsgruppen wie den behandelnden ÄrztInnen aus verschiedenen Disziplinen, PsychologInnen oder PsychotherapeutInnen, SozialarbeiterInnen, dem Pflegepersonal, PhysiotherapeutInnen und anderen PädagogInnen wie eben auch ggf. von GesundheitspädagogInnen eine optimale Planung und Verzahnung weiterführender Maßnahmen erfolgen. Eine wichtige Aufgabe dabei ist die Planung der Umsetzung der in den Kliniken erarbeiteten Veränderungen in den Alltag, d.h. die Verzahnung der stationären mit den ambulanten Maßnahmen, die jedoch noch immer nicht optimal funktioniert (Broda & Klinkenberg 2004).

4.3 Übungsbeispiele

(1) Führen Sie ein Rollenspiel durch. Dabei gibt es eine/n BeraterIn, eine/n KlientIn sowie zwei BeobachterInnen. Führen Sie ein gesundheitspädagogisches Beratungsgespräch durch. Der/die KlientIn denkt sich in eine Situation ein, in der sie ihr Ess- oder ihr Bewegungsverhalten umstellen möchte. Führen Sie das Gespräch mehrmals hintereinander durch und versetzen Sie sich dabei in folgende Klientensituationen:
- Sie sind ein 13-jähriges Kind.
- Sie sind eine türkischstämmige Person, welche nur gebrochen Deutsch spricht.
- Sie sind eine russischstämmige Person, die gut Deutsch spricht und schon seit 30 Jahren in Deutschland lebt.

- Sie gehören einer homosexuellen Minderheitengruppe an.
- Sie sind bereits 79 Jahre alt.
- Sie sind normalgewichtig und gesund.
- Sie sind stark übergewichtig und daher „nicht mehr so gut zu Fuß".

BeobachterIn eins notiert jeweils genau, was er/sie gestisch, mimisch und sprachlich beobachtet. BeobachterIn zwei versucht, sich jeweils in die Rolle des/r KlientIn hineinzuversetzen und reflektiert hinterher, ob und warum er/sie sich wohlgefühlt hätte.

(2) Führen Sie noch einmal in der oben beschriebenen Konstellation Rollenspiele durch. Variieren Sie dabei die Sitzposition: Setzen Sie sich einmal direkt gegenüber und einmal um 90° über Eck. Nehmen Sie das Gespräch auf Video auf (im Fokus dabei der Oberkörper der KlientInnen). Analysieren Sie hinterher, inwieweit sich der Blickkontakt in den beiden Situationen unterscheidet.

(3) Begeben Sie sich in ein Setting Ihrer Wahl und beschreiben Sie das Setting auf den drei Ebenen nach Nußbeck (s. Kap. 4.2).

5 Spezifische Handlungsfelder in der gesundheitspädagogischen Beratung

Zusammenfassung
In einer explorativen empirischen Studie wurden Berater und Beraterinnen in der Region Freiburg und Breisgau-Hochschwarzwald hinsichtlich ihrer Beratungsangebote auf dem Feld der Gesundheitsförderung befragt. Hier werden die Ergebnisse zum Ausbildungshintergrund der Beratungskräfte, den Beratungsinhalten und der Zufriedenheit der Beratenden dargestellt.

Nach der Erörterung der Besonderheiten der verschiedenen Adressaten und Settings der Beratung auf dem Felde der Gesundheitspädagogik/-förderung soll hier nun noch eine empirische, inhaltsbezogene Analyse der unterschiedlichen Handlungsfelder vorgestellt werden. Um die potentiellen Arbeitsfelder für BeraterInnen im Gesundheitsbereich zu analysieren, wurde von den Autorinnen mit Unterstützung der Studierenden im Studiengang *Gesundheitspädagogik* an der PH Freiburg in der Region Freiburg im Breisgau und dem umgebenden Landkreis Breisgau-Hochschwarzwald ein teilstrukturiertes Interview mit BeraterInnen durchgeführt, die aktuell im Bereich Gesundheit entweder in Beratungsstellen, Betrieben oder Institutionen angestellt arbeiten oder als Selbstständige „Gesundheitsberatung" (z.B. über ihren Internetauftritt oder die Eintragung im Telefonbuch) anbieten. Das Ziel des Interviews bestand darin, neben den Themen der Beratung auch den Ausbildungs- bzw. theoretischen Hintergrund der eingesetzten Beratungsmethoden zu erfassen. Insgesamt wurden 165 Berater und Beraterinnen in der Region befragt, die in den folgenden in Tabelle 3 aufgeführten Institutionen arbeiteten.

5 Spezifische Handlungsfelder in der gesundheitspädagogischen Beratung

Tabelle 3: Art der befragten Institutionen

Art der Institution	Häufigkeit	Prozent
Psychosoziale und Psychologische Beratungsstellen	27	16,4
Kliniken	22	13,3
Ernährungsberatungen	16	9,7
Suchtberatungen	14	8,5
Frauen-/Mädchengesundheitszentren und Schwangerschaftsberatungen	12	7,3
Sozialpsychiatrische Dienste, Sozialdienste/-stationen	9	5,5
Arztpraxen	8	4,8
Migrationsberatungsstellen	8	4,8
Betriebe	7	4,2
Sport-/PhysiotherapeutInnen	6	3,6
Seniorenberatungsstellen, Pflegedienste	5	3,0
Krankenkassen	4	2,4
Sexualberatungen	4	2,4
Kinder-/Jugendberatungen	4	2,4
Beratungen für Menschen mit Behinderungen	4	2,4
Schulen	3	1,8
Wohnungslosenhilfen	2	1,2
Apotheken	2	1,2
AIDS-Beratungen	2	1,2
Heilpraktische Praxen	2	1,2
Selbsthilfeinstitutionen	2	1,2
Sonstiges (Impfberatung, berufliche Rehabilitation)	2	1,2

Die BeraterInnen wurden gefragt, welcher methodischen Tradition sie sich zuordnen. Hier wurden oft mehrere theoretische Ansätze der Beratung genannt, d.h., dass diese Befragten in ihrer praktischen Arbeit Elemente aus unterschiedlichen Ansätzen anwenden. Unter Berücksichtigung dieser Mehrfachnennungen werden von den meisten BeraterInnen systemische Methoden eingesetzt (N=69, 41,8%), direkt gefolgt von lösungsorientierten (N=68, 41,2%) und ressourcenorientierten Methoden (N=63, 38,2%). Auch die personzentrierten (N=46, 27,9%) und verhaltensorientierten (N=45, 27,3%) Methoden sind recht

5 Spezifische Handlungsfelder in der gesundheitspädagogischen Beratung

verbreitet. Tiefenpsychologische/psychoanalytische Verfahren (N=15, 9,1%) und die Technik des Motivational Interviewing (N=7, 4,2%) werden weniger häufig eingesetzt.

Von den Befragten verfügten 61 Personen (37%) über eine spezielle, vertiefte Ausbildung in einer Beratungsmethode, und zwar in systemischer Beratung (N=10, 16,4%), lösungsorientierter Beratung (N=8, 13,1%), klientenzentrierter Beratung (N=7, 11,5%), verhaltensorientierter Beratung (N=2, 3,3%), tiefenpsychologischer, ressourcenorientierter Beratung oder Motivational Interviewing (jeweils N=1, 1,6%). 31 Personen (50,8%) ordneten sich selbst keiner speziellen Methode zu. Prozentual die meisten speziell ausgebildeten BeraterInnen arbeiten dabei in den Frauen- bzw. Mädchengesundheitszentren, der Schwangerschaftsberatung und Sexualberatung (im Verhältnis 3 : 1), gefolgt von den Suchtberatungsstellen (2,5 : 1) sowie den Sozialpsychiatrischen Diensten und Sozialdiensten/-stationen (2 : 1). Nicht berücksichtigt wurden bei dieser Aufstellung die Institutionen, die zu selten (weniger als 5 Mal) vertreten waren.

Die Beratungsanlässe, wegen derer die KlientInnen Beratung in Anspruch nahmen, verteilen sich wie folgt (Mehrfachnennungen möglich; s. Tab. 4):

Tabelle 4: Beratungsanlässe

Beratungsanlässe	Häufigkeit	Prozent
Somatische Beschwerden	81	49,1
Ernährungsfragen	56	33,9
Psychische und psychosomatische Beschwerden	45	27,3
Psychosoziale Probleme	44	26,7
Vorsorge/Prävention	40	24,2
Suchtprobleme	30	18,2
Bewegungsfragen	21	12,7

Hier fällt vor allem auf, dass sich ca. ein Drittel der BeraterInnen u.a. mit Ernährungsfragen konfrontiert sahen, obwohl nur 9,7% der BeraterInnen spezielle Ernährungsberatung anboten. Auch Fragen zum Bewegungsverhalten waren mit 12,7% im Vergleich zu den speziellen Sport-/physiotherapeutischen Einrichtungen (3,6%) überrepräsentiert. Die eher geringe Zahl von ca. einem Viertel der Beratungstätigkeit im Zusammenhang mit Prävention und Vorsorge weist darauf hin, dass viele Menschen eine spezielle Gesundheitsberatung häufig doch erst in Anspruch zu nehmen scheinen, wenn erste Beschwerden aufgetaucht sind. Diese Vermutung wird auch dadurch bestätigt, dass nur 35 befragte

5 Spezifische Handlungsfelder in der gesundheitspädagogischen Beratung

BeraterInnen (21,2%) angeben, ausschließlich mit „gesunden" Menschen zu arbeiten. Während einige Beratungsstellen aufgrund ihrer Spezifikation sich durchaus explizit an Menschen richten, die Beschwerden haben (z.B. Suchtberatungsstellen, Kliniken) oder bei denen das Vorliegen von Beschwerden sehr wahrscheinlich ist (Arztpraxen, Senioreneinrichtungen, Apotheken, heilpraktische Praxen), kann dies doch für viele andere Angebote nicht vorausgesetzt werden.

Insgesamt äußerten sich 145 Befragte (78,9%) zufrieden mit den Bedingungen, unter denen sie Beratung anbieten können, und 151 (91,5%) der Befragten gaben an, über Unterstützungsmöglichkeiten zu verfügen. Trotzdem gaben 116 Personen (70,3%) an, gewisse Probleme zu sehen. Diese zeigten sich v.a. in einem als schwierig eingeschätzten Umgang mit den KlientInnen (N=66, 40%) oder Problemen, die KlientInnen zu motivieren (N=65, 39,4%), Zeitproblemen (N=37, 22,4%), einem schwierigen Setting (N=28, 17%), eigener psychischer Belastung durch die Beratungstätigkeit (N=19, 11,5%) oder mangelnder Anerkennung der Tätigkeit (N=13, 7,9%).

Zusammenfassend kann festgestellt werden, dass die vorhandenen Angebote nur zu etwa einem Viertel für Fragen der Prävention/Vorsorge in Anspruch genommen werden und dass Ernährungs- und Bewegungsthemen dabei überrepräsentiert sind. Die angegebenen Schwierigkeiten im Umgang mit den KlientInnen weisen darauf hin, dass in der praktischen Tätigkeit gerade die Techniken der Gesprächsführung einen hohen praktischen Stellenwert haben. Die von den Beratern und Beraterinnen angesprochenen Probleme in der Motivation der KlientInnen weisen auf ein hohes Potential von motivierenden Techniken in der Beratung hin, deren Potential aktuell anscheinend noch nicht ausreichend genutzt wird. Es muss jedoch darauf verwiesen werden, dass diese Befragung einen explorativen Charakter aufweist und dass die Stichprobenerhebung auf eine bestimmte (s.o.) Region begrenzt war.

6 Rechtliche Grundlagen der Beratung

> **Zusammenfassung**
> Beratende unterliegen der Schweigepflicht und dürfen personenbezogene Daten, die sie im Rahmen ihrer Tätigkeit erhalten, gegenüber Dritten nur dann preisgeben, wenn sie von den Betroffenen schriftlich von der Schweigepflicht entbunden wurden oder wenn es gilt, eine unmittelbar drohende, wesentliche Gefahr abzuwenden. KlientInnen genießen neben dem im Grundgesetz formulierten Freiheitsrecht und den Persönlichkeitsrechten zudem einen besonderen Schutz vor Missbrauch. In der Beratung von Minderjährigen ist zu beachten, dass das Einverständnis der Erziehungsberechtigten einzuholen ist, es sei denn, dieses kann im Rahmen einer Notlage nicht eingeholt werden, um die Beratungsabsicht nicht zu gefährden. Schließlich unterliegen Beratende im Rahmen einer vertraglichen Dienstleistung der Sorgfaltspflicht und müssen die Qualität ihrer Beratungsleistung damit an den gängigen fachlichen Standards messen lassen.

6.1 Schweigepflicht

Eine Beratung erfordert ein besonderes Vertrauensverhältnis. Zum Schutz personenbezogener Daten, die Beratende im Rahmen ihrer Tätigkeit erhalten haben, stellt § 203 des Strafgesetzbuches (StGB) die „Verletzung von Privatgeheimnissen" unter Strafe:

> „(1) Wer unbefugt ein fremdes Geheimnis, namentlich ein zum persönlichen Lebensbereich gehörendes Geheimnis oder ein Betriebs- oder Geschäftsgeheimnis, offenbart, das ihm als [...] 4. Ehe-, Familien-, Erziehungs- oder Jugendberater sowie Berater für Suchtfragen in einer Beratungsstelle, die von einer Behörde oder Körperschaft, Anstalt oder Stiftung des öffentlichen Rechts anerkannt ist [...], anvertraut worden oder sonst bekanntgeworden ist, wird mit Freiheitsstrafe bis zu einem Jahr oder mit Geldstrafe bestraft."

Grundsätzlich sind also alle personenbezogenen Daten zu schützen, wozu auch selbst die Tatsache, dass sich eine Person in Beratung begeben hat, zählt. Hieraus ergibt sich dann auch eine Regelung zum Zeugnisverweigerungsrecht vor Gericht, die in § 53 der Strafprozessordnung (StPO) festgelegt ist:

> „(1) Zur Verweigerung des Zeugnisses sind ferner berechtigt [...] 3 a. Mitglieder oder Beauftragte einer anerkannten Beratungsstelle nach den §§ 3 und 8 des

Schwangerschaftskonfliktgesetzes über das, was ihnen in dieser Eigenschaft anvertraut worden oder bekanntgeworden ist; 3 b. Berater für Fragen der Betäubungsmittelabhängigkeit in einer Beratungsstelle, die eine Behörde oder eine Körperschaft, Anstalt oder Stiftung des öffentlichen Rechts anerkannt oder bei sich eingerichtet hat, über das, was ihnen in dieser Eigenschaft anvertraut worden oder bekanntgeworden ist; [...]"

Sollte es jedoch im Interesse der Betroffenen liegen, dass Aussagen von den beteiligten Beratungspersonen gemacht oder von diesen Kontakt z.B. zu anderen Beteiligten eines Netzwerks im Sinne der KlientInnen aufgenommen wird, können diese die Beratenden schriftlich von der Schweigepflicht entbinden.

Diese Regelungen bedeuten letztlich auch, dass die oben genannten Geheimnisträger solche Straftaten, die in der Vergangenheit verübt wurden und von denen sie im vertraulichen Rahmen Kenntnis erlangt haben, nicht gegen den Willen des Betroffenen anzeigen dürfen. Hiervon gibt es aber eine relevante Ausnahme. Diese betrifft die Anzeige von geplanten Straftaten. BeraterInnen sind berechtigt, die Schweigepflicht zu brechen („Offenbarungsbefugnis"), wenn sich ein „Rechtfertigender Notstand" ergibt. Dieser ist wiederum im StGB, § 34, geregelt:

„Wer in einer gegenwärtigen, nicht anders abwendbaren Gefahr für Leben, Leib, Freiheit, Ehre, Eigentum oder ein anderes Rechtsgut eine Tat begeht, um die Gefahr von sich oder einem anderen abzuwenden, handelt nicht rechtswidrig, wenn bei Abwägung der widerstreitenden Interessen, namentlich der betroffenen Rechtsgüter und des Grades der ihnen drohenden Gefahren, das geschützte Interesse das beeinträchtigte wesentlich überwiegt. Dies gilt jedoch nur, soweit die Tat ein angemessenes Mittel ist, die Gefahr abzuwenden."

BeraterInnen dürfen die Schweigepflicht also brechen, wenn sie dadurch tatsächlich eine klar bevorstehende Tat verhindern können. Zur Anzeige von geplanten Straftaten ist jeder Mensch auch gesetzlich verpflichtet (§ 138 StGB). Die Nichtanzeige geplanter Straftaten wird mit Freiheitsstrafe von bis zu fünf Jahren oder mit Geldstrafe belegt. Anzeigepflichtige Straftaten nach § 138 StGB sind z.B. Vorbereitung eines Angriffskrieges, Hochverrat, Mord, Totschlag oder Völkermord, Verbrechen gegen die Menschlichkeit, Straftaten gegen die persönliche Freiheit, Raub oder räuberische Erpressung. Es handelt sich hierbei also um schwere Straftaten.

6.2 Rechte der KlientInnen

Grundsätzlich unterliegt jeder, und damit auch jeder professionelle Kontakt den im Grundgesetz formulierten Grundrechten, die die Achtung und den Schutz der Würde eines jeden Menschen festschreiben. Hier ist auch das Freiheitsrecht formuliert, sowie die Persönlichkeitsrechte (Recht auf Leben, auf körperliche Unversehrtheit und auf informationelle Selbstbestimmung). Die Würde des Menschen zu achten bedeutet zum Beispiel, ethische Grundsätze hinsichtlich der Gleichbehandlung der KlientInnen bezogen auf Geschlecht, sozioökonomischen Status oder den kulturellen Hintergrund zu wahren. Das Recht auf Selbstbestimmung verlangt bei der Anwendung von heilenden Verfahren die informierte Einwilligung („informed consent"). In diesem Rahmen besteht z.b. die ärztliche Aufklärungspflicht bei jedweden Eingriffen, die es den KlientInnen überhaupt erst ermöglicht, ihre Entscheidung über ein Verfahren zu treffen. Bei Beratung im Kontext der Gesundheitspädagogik handelt es sich nicht um heilende Eingriffe, gleichwohl sollte das ethische Verständnis der informierten Einwilligung über geplante (Beratungs-)Methoden auch hier Berücksichtigung finden.

Ein besonderer Schutz von KlientInnen ist aufgrund des erheblichen Machtgefälles in Beratungssituationen dem vor sexuellem Missbrauch in einem Beratungsverhältnis eingeräumt. Dies ist in § 174c StGB „Sexueller Missbrauch unter Ausnutzung eines Beratungs-, Behandlungs- oder Betreuungsverhältnisses" geregelt:

> „(1) Wer sexuelle Handlungen an einer Person, die ihm wegen einer geistigen oder seelischen Krankheit oder Behinderung einschließlich einer Suchtkrankheit oder wegen einer körperlichen Krankheit oder Behinderung zur Beratung, Behandlung oder Betreuung anvertraut ist, unter Missbrauch des Beratungs-, Behandlungs- oder Betreuungsverhältnisses vornimmt oder an sich von ihr vornehmen lässt, wird mit Freiheitsstrafe von drei Monaten bis zu fünf Jahren bestraft. [...]
> (3) Der Versuch ist strafbar."

Eine Einwilligung der Schutzbefohlenen im Sinne eines „echten Liebesverhältnisses" ist hierbei ohne Bedeutung; d.h., selbst bei Einwilligung eines Erwachsenen unterliegen intime Kontakte der Strafverfolgung, wenn diese sich im Rahmen des Beratungsverhältnisses entwickelt haben. Das Gesetz trägt damit der Tatsache Rechnung, dass eine hohe Manipulationsgefahr in solchen Verhältnissen besteht. Wie lange der Schutz nach Beendigung eines Beratungsverhältnisses fortbesteht, ist jedoch durchaus umstritten (Barabas 2006).

6.3 Beratung von Kindern und Jugendlichen

Obwohl Jugendliche, die das 15. Lebensjahr vollendet haben, sozialrechtlich handlungsfähig sind (§ 36 SGB I), gilt diese Handlungsfähigkeit nicht im Zusammenhang mit dem Kinder- und Jugendhilfegesetz (KJHG), das Beratungsangebote nur an die Personensorge- bzw. Erziehungsberechtigten macht (Barabas 2007a). Hiervon gibt es aber wiederum eine Ausnahme, die in § 8 Abs. 3 KJHG formuliert ist, nämlich

„(3) Kinder und Jugendliche können ohne Kenntnis des Personensorgeberechtigten beraten werden, wenn die Beratung aufgrund einer Not- und Konfliktlage erforderlich ist und solange durch die Mitteilung an den Personensorgeberechtigten der Beratungszweck vereitelt würde."

Eine solcherart vorstellbare Situation ist z.b. die körperliche Misshandlung oder der sexuelle Missbrauch durch die Sorgeberechtigten. Im Zusammenhang mit Gesundheitsfragen wäre eine solche Not- oder Konfliktlage z.b. bei Drogen- oder Alkoholmissbrauch der Eltern denkbar.

6.4 Beratung als vertragsrechtliche Dienstleistung

Die Inanspruchnahme von Beratung bedeutet immer auch ein rechtliches Vertragsverhältnis, welches dem Haftungsrecht unterliegt. So darf z.b. in den Räumen des Beratungssettings oder durch das Handeln der BeraterInnen niemand zu Schaden kommen und auch niemand verletzt werden (Schadensersatzpflicht, § 823, BGB). Üblicherweise haftet für solche Schäden, sollten sie doch vorkommen, der Träger der Einrichtung, sofern es sich um öffentliche Einrichtungen handelt (Bundeskonferenz für Erziehungsberatung e.V. 2009: 178). Ansonsten sind die Beratenden selbst haftbar, weswegen es sich empfiehlt, im Falle eines nicht öffentlich getragenen Beratungsangebots eine entsprechende Berufshaftpflichtversicherung abzuschließen.

In einer Beratungssituation entsteht darüber hinaus eine Haftbarkeit für unsachgemäße, falsche Beratung. Die Rechtsgrundlagen hierzu sind im Bürgerlichen Gesetzbuch (BGB) verankert. Obwohl in gesundheitlichen Beratungssituationen ein Erfolg der Beratung nicht gewährleistet werden kann, müssen Beratungspersonen grundsätzlich die erforderliche Sorgfalt walten lassen. Entsprechende Standards werden üblicherweise von den jeweiligen Berufskreisen formuliert. Im Falle des relativ jungen Berufsstandes der GesundheitspädagogInnen muss davon ausgegangen werden, dass die Formulierung solcher berufsrechtlichen Grundlagen noch nicht abgeschlossen ist. Jedenfalls muss immer das Prinzip der Fachlichkeit berücksichtigt werden, was zwar keine schematischen Handlungsmuster festlegt, wohl aber die Beachtung professioneller Standards impliziert (Barabas 2007b). In diesem Sinne gibt es zwar keine objektivierbaren Maßstäbe, jeder Berater und jede Beraterin muss sich aber stets vergegenwärtigen, dass er oder sie sich an den professionellen Maßstäben messen lassen muss und hierfür im Sinne der Sorgfaltspflicht eben auch haftbar gemacht werden kann.

6.5 Übungsbeispiele

(1) Zu Ihnen kommt eine gegengeschlechtliche Person in die Beratung. Sie sind sich gegenseitig sympathisch. Der/die KlientIn lädt Sie nach Dienstschluss auf einen Kaffee ein. Diskutieren Sie in einer Kleingruppe, wie Sie sich verhalten sollten und worauf Sie aus rechtlichen Gründen achten müssen.

(2) Sie erhalten eine Einladung vom Amtsgericht, als ZeugIn eine Aussage zu einem Prozess betreffend einer Klientin zu machen, die kürzlich in Ihrer Beratung war. Diskutieren Sie in einer Kleingruppe, ob Sie die vom Amtsgericht gewünschte Aussage machen müssen oder ob Sie sich auf ein Zeugnisverweigerungsrecht berufen können.

(3) Ein Klient berichtet Ihnen, dass er aufgrund seiner finanziellen Not kürzlich eine Tankstelle überfallen hat. Diskutieren Sie in einer Kleingruppe, ob Sie die Polizei hierüber informieren müssen.

(4) Überlegen Sie im Anschluss, ob sich die Situation aus Übung (3) anders darstellen würde, wenn der Klient die Tat für die Zukunft geplant hätte.

Nachwort

Das Ziel dieses Buches besteht darin, Professionellen, die im großen Bereich der Gesundheit beratend tätig sind, einen Einblick in solche Theorien und Methoden der Beratung zu geben, die eine möglichst hohe Praxisrelevanz besitzen. Die theoretischen Ansätze der pädagogisch-psychologischen Beratung sind dabei aufgrund ihrer historischen Entwicklung an die großen Schulrichtungen der Psychotherapie angelehnt. Im Unterschied zur (psycho)therapeutischen Intervention besteht eine Beratung jedoch in aller Regel in einem zeitlich begrenzten Prozess und stößt Veränderungsprozesse eher an, als diese zu begleiten. In der gesundheitsbezogenen Beratung handelt es sich dabei um die Veränderung entweder des Gesundheitsverhaltens selbst (z.b. weniger zu rauchen, sich mehr zu bewegen oder gesünder zu essen) oder zumindest der Einstellungen der Gesundheit gegenüber (z.b. dass Rauchen schädlich ist). Dabei kommt initiierenden Prozessen eine hohe Bedeutung zu, weswegen hier neben den klassischen Beratungstheorien (s. Kap. 1.2) auch motivational/volitional orientierte Ansätze der Gesundheitspsychologie dargestellt sind (s. Kap. 1.1 und 2.2). Damit wird auch eine Brücke zwischen den Disziplinen der pädagogisch-psychologischen Beratung und der Gesundheitspsychologie geschlagen.

Beratung ist gleichwohl eine Tätigkeit, die neben dem hier vermittelten theoretischen Fachwissen auch entsprechende Handlungskompetenzen erfordert, die nur über den Weg des praktischen Einübens erworben werden können. Das vorliegende Buch vermittelt einerseits das erforderliche Fachwissen über theoretische Ansätze und Methoden sowie Adressaten und Settings in Kontexten der Gesundheitsberatung, andererseits werden in diesem Lehrwerk zahlreiche Übungsaufgaben bereitgestellt, um den Erwerb von Handlungskompetenzen zu fördern.

Für die professionelle Durchführung von Beratungsgesprächen, in denen das hier vermittelte Methodenrepertoire effektiv und je nach Setting und Adressaten adaptiv eingesetzt wird, ist aber ein Training „on the job" unerlässlich. Dies erfolgt sinnvollerweise durch regelmäßige Fallsupervision und Evaluation.

Darüber hinaus ist den angehenden Fachkräften nahezulegen, spezielle Fort- und Weiterbildungen im Bereich „Beratung" in Anspruch zu nehmen. Für die LeserInnen, die sich nicht (mehr) im Studium befinden, und solche Interessierten, die hauptberuflich in der Beratung tätig werden wollen, sei auf spezielle Dachverbände verwiesen, die solche Möglichkeiten der Aus-, Fort-

Nachwort

oder Weiterbildung anbieten oder darauf verweisen, wie z.B. den Dachverband „Deutsche Gesellschaft für Beratung e.V." (s. Kontakte). Darüber hinaus finden sich in den Fort- und Weiterbildungsangeboten der Hochschulen einschlägige Kontaktstudiengänge.

An dieser Stelle soll abschließend nochmals daran erinnert werden, dass eine professionelle Beratungstätigkeit zur Überprüfung und Einhaltung der fachlichen Standards regelmäßiger Evaluation und Qualitätssicherung unterzogen werden sollte (s. Kap. 3). Nur wer es gewohnt ist, sich selbst zu bewerten und bewerten zu lassen, kann sich stets weiterentwickeln und seinen KlientInnen das jeweils beste Angebot machen.

Literatur

Abel, T./Kohlmann, T./Noack, H. (1995): SOC-Fragebogen. Bern
Abujatum, M./Arold, H./Knispel, K./Rudolf, S./Schaarschmidt, U. (2007): Intervention durch Training und Beratung. In: Schaarschmidt, U./Kieschke, U. (Hrsg.): Gerüstet für den Schulalltag – Psychologische Unterstützungsmöglichkeiten für Lehrerinnen und Lehrer. Weinheim, S. 117-155
Adler, N./Matthews, K. (1994): Health psychology: Why do some people get sick and some stay well? In: Annual Review of Psychology, 45, S. 229-259
Andersen, T. (1996) (Hrsg.): Das reflektierende Team: Dialoge und Dialoge über die Dialoge. Dortmund
Anderson, J. R. (2007): Kognitive Psychologie. Heidelberg
Antonovsky, A. (1979): Health, stress and coping. London
Antonovsky, A. (1997) (Hrsg.): Salutogenese: Zur Entmystifizierung der Gesundheit. Tübingen
Arden, M. A./Armitage, C. J. (2008): Predicting and explaining transtheoretical model stage transitions in relation to condom-carrying behaviour. In: British Journal of Health Psychology, 13, S. 719-735
Athanasiades, C./Winthrop, A./Gough, B. (2008): Factors affecting self-referral to counselling services in the workplace: a qualitative study. In: British Journal of Guidance & Counselling, 36 (3), S. 257-276
Auckenthaler, A./Kleiber, D. (1992): Supervision in Handlungsfeldern der psychosozialen Versorgung. Tübingen
Babitsch, B. (2009): Die Kategorie Geschlecht: Theoretische und empirische Implikationen für den Zusammenhang zwischen sozialer Ungleichheit und Gesundheit. In: Richter, M./Hurrelmann, K. (Hrsg.): Gesundheitliche Ungleichheit: Grundlagen, Probleme, Perspektiven. Wiebaden, S. 283-299
Baltes, P. B./Baltes, M. M. (1990): Psychological perspectives in successful aging: The model of selective optimization with compensation. In: Baltes, P. B./Baltes, M. M. (Hrsg.): Successful aging. Perspectives from the behavioral sciences. Cambridge, S. 1-34
Bamberger, G. G. (2007): Beratung unter lösungsorientierter Perspektive. In: Nestmann, F./Engel, F., et al. (Hrsg.): Das Handbuch der Beratung. Tübingen, S. 737-748
Bamberger, G. G. (2010): Lösungsorientierte Beratung. Praxishandbuch. Weinheim
Bandura, A. (1977): Self-efficacy: Toward a Unifying Theory of Behavioral Change. In: Psychological Review, 84 (2), S. 191-215
Bär, T. (2011): Psychotherapeutische Versorgung von Menschen mit Migrationshintergrund. In: Psychotherapeutenjournal, 1 (10), S. 5-10
Barabas, F. (2006): Beratung und Recht. Vertrauen und Achtung der sexuellen Identität in der Beratung im Schutz des Strafrechts. In: Steinebach, C. (Hrsg.): Handbuch psychologische Beratung. Stuttgart, S. 147-160
Barabas, F. (2007a): Gesetzliche Grundlagen der Beratung. In: Nestmann, F./Engel, F., et al. (Hrsg.): Das Handbuch der Beratung. Tübingen, S. 1203-1211
Barabas, F. (2007b): Rechtswissenschaften und Beratung. In: Nestmann, F./Engel, F., et al. (Hrsg.): Das Handbuch der Beratung. Tübingen, S. 181-191
Barkmann, C./Schulte-Markwort, M./Brähler, E. (2010): Klinisch-psychiatrische Ratingskalen für das Kindes- und Jugendalter. Göttingen

Literatur

Basler, H.-D. (1992): Verhaltenstherapie in der Gesundheitsberatung. In: Lieb, H./Lutz, R. (Hrsg.): Verhaltenstherapie. Ihre Entwicklung, ihr Menschenbild. Göttingen, S. 32-45
Bauch, J. (2002): Der Setting-Ansatz in der Gesundheitsförderung. In: Prävention, 25 (3), S. 67-70
Bechdolf, A./Pohlmann, B./Geyer, C./Ferber, C./Klosterkötter, J./Gouzoulis-Mayfrank, E. (2005): Motivationsbehandlung bei Patienten mit der Doppeldiagnose Psychose und Sucht. In: Fortschritte der Neurologie Psychiatrie, 73, S. 728-735
Beck, A. T. (1976): Cognitive Therapy and the emotional disorders. New York
Beck, J. S. (1999): Praxis der kognitiven Therapie. Weinheim
Bengel, J./Meinders-Lücking, F./Rottmann, N. (2009): Schutzfaktoren bei Kindern und Jugendlichen. Stand der Forschung zu psychosozialen Schutzfaktoren für Gesundheit. Köln
Bengel, J./Strittmatter, R./Willmann, H. (1998): Was erhält Menschen gesund? Antonovskys Modell der Salutogenese – Diskussionsstand und Stellenwert. Köln
Bengel, J./Wirtz, M./Zwingmann, C. (2008): Diagnostische Verfahren in der Rehabilitation. Göttingen
Berg, I. K. (2010): Familien- Zusammenhalt(en). Ein kurz-therapeutisches und lösungsorientiertes Arbeitsbuch. Dortmund
Bergmann, K. E./Bergmann, R. L. (2007): Prävention und Gesundheitsförderung im Kindesalter. In: Hurrelmann, K./Klotz, T., et al. (Hrsg.): Lehrbuch Prävention und Gesundheitsförderung. Bern, S. 53-60
Bertalanffy, L. V. (1984): General system theory. New York
Bien, T. H./Miller, W. R./Boroughs, J. M. (1993a): Motivational interviewing with alcohol outpatients. In: Behavioral and Cognitive Psychotherapy, 21 (4), S. 347-356
Bien, T. H./Miller, W. R./Tonigan, J. S. (1993b): Brief interventions for alcohol problems: A review. In: Addiction, 88, S. 315-336
Biermann, R./Eckert, J./Schwartz, H. J. (2003): Gesprächspsychotherapie. Verändern durch Verstehen. Stuttgart
Blahusch, F. (1979): Zur Reformulierung des Begriffs der Randgruppen. In: Theorie und Praxis der sozialen Arbeit, 30 (11), S. 418-422
BMJFSF, Bundesministerium für Jugend, Familie, Senioren und Frauen (1999): Untersuchung zur gesundheitlichen Situation von Frauen in Deutschland. Eine Bestandsaufnahme unter Berücksichtigung der unterschiedlichen Entwicklung in West- und Ostdeutschland. Berlin
Böckem, S. (2008): Lösungsorientierte und systemische Beratung. München
Bohlen, G. (2004): Miteinander wachsen: Kinder und Eltern in der Erziehungsberatung. Förderung der Selbstwirksamkeit auf der Basis videogestuetzter Interaktionsdiagnostik. Dissertation
Bommert, H. (1993): Grundlagen der Gesprächstherapie. Theorie, Praxis, Forschung. Stuttgart
Borde, T. (2009): Migration und Gesundheitsförderung – Hard to reach? Neue Zugangswege für "schwer erreichbare" Gruppen erschließen. In: BZgA (Hrsg.): Migration und Gesundheitsförderung – Ergebnisse einer Tagung mit Expertinnen und Experten. Köln, S.
Bowlby, J. (2008): Bindung als sichere Basis: Grundlagen und Anwendung der Bindungstheorie. München
Brähler, E./Schumacher, J./Strauß, B. (2002): Diagnostische Verfahren in der Psychotherapie. Göttingen
Brand-Nebehay, A./Rauscher-Gföhler, B./Kleiberl-Arbeithuber, J. (1998): Systemische Familientherapie: Grundlagen, Methoden und aktuelle Trends. Wien
Brem-Gräser, L. (1992): Handbuch der Beratung für helfende Berufe. Band 2. München
Brickenkamp, R. (2002): Test d2 – Aufmerksamkeits-Belastungs-Test. Göttingen
Brickenkamp, R./Brähler, E./Holling, H./Leutner, D./Petermann, F. (2002): Handbuch psychologischer und pädagogischer Tests. Göttingen
Broda, M./Klinkenberg, N. (2004): Beratung in der Rehabilitation. In: Nestmann, F./Engel, F., et al. (Hrsg.): Das Handbuch der Beratung, Band 2. Tübingen, S. 1083-1095

Literatur

Brown, G. K./Nicassio, P. M. (1987): Development of a questionnaire for the assessment of active and passive coping strategies in chronic pain patients. In: Pain, 31, S. 53-64

Brown, J. M./Miller, W. R. (1993): Impact of Motivational Interviewing on Participation and Outcome in Residential Alcoholism Treatment. In: Psychology of Addictive Behaviors, 7 (4), S. 211-218

Brunner, E. J. (2007): Systemische Beratung. In: Nestmann, F./Engel, F., et al. (Hrsg.): Das Handbuch der Beratung, Band 2. Tübingen, S. 655-662

Buchwald, P./Hobfoll, S. E. (2004): Burnout aus ressourcentheoretischer Perspektive. In: Psychologie in Erziehung und Unterricht, 51, S. 247-257

Bundeskonferenz für Erziehungsberatung (1999): Geprüfte Qualität. Grundlage für die Vergabe des BKE-Gütesiegel: Die Erfüllung der "fachlichen Standards". In: Informationen für Erziehungsberatungsstellen, 3, S. 6-8

Bundeskonferenz für Erziehungsberatung (2009): Rechtsgrundlagen der Beratung. Fürth

Butcher, J. N./Hooley, J. M./Mineka, S./Schleider, K. (2009): Klinische Psychologie. München

Büttner, C./Quindel, R. (2005): Gesprächsführung und Beratung. Sicherheit und Kompetenz im Therapiegespräch. Heidelberg

Calliess, I. T./Schmid-Ott, G./Akguel, G./Jaeger, B./Ziegenbein, M. (2007): Einstellung zu Psychotherapie bei jungen Migranten in Deutschland. In: Psychiatrische Praxis, 34 (7), S. 343-348

Carmelli, D./Swan, G. E. (1996): The Relationship of Type A Behavior and Its Components to All-Cause Mortality in an Elderly Subgroup of Men From the Western Collaborative Group Study. In: Journal of Psychosomatic Research, 40 (5), S. 475-483

Caspar, F. (2008): Motivorientierte Beziehungsgestaltung – Konzept, Voraussetzungen bei den Patienten und Auswirkungen auf Prozess und Ergebnisse. In: Hermer, M./Röhrle, B. (Hrsg.): Handbuch der therapeutischen Beziehung. Band 1. Tübingen, S. 527-558

Caspar, F./Goldfried, M. R. (2007): Beziehungen und Probleme verstehen. Eine Einführung in die psychotherapeutische Plananalyse. Bern

Coe, R. M./Romeis, J. C./Hall, M. M. (1998): Sense of coherence and survival in the chronically ill elderly: A five-year follow-up. In: McCubbin, H. I./Thompson, E. A., et al. (Hrsg.): Stress, coping, and health in families: Sense of coherence and resiliency. Thousand Oaks, S. 265-275

Cohn, R. C. (2009): Von der Psychoanalyse zur themenzentrierten Interaktion. Von der Behandlung Einzelner zu einer Pädagogik für alle. Stuttgart

Dahmer, H./Dahmer, J. (2003): Gesprächsführung. Berlin

Datler, W./Steinhardt, K./Gstach, J. (2007): Psychoanalytisch orientierte Beratung. In: Nestmann, F./Sickendiek, U., et al. (Hrsg.): Das Handbuch der Beratung. Disziplin und Zugänge. Band 2: Ansätze, Methoden und Felder. Tübingen, S. 613-626

Davison, G. C./Neale, J. M./Hautzinger, M. (2007): Klinische Psychologie. Weinheim

de Jong, P./Berg, I. K. (2008): Lösungen (er-)finden. Das Werkstattbuch der lösungsorientierten Kurztherapie. Dortmund

de Shazer, S. (2010): Worte waren ursprünglich Zauber. Von der Problemsprache zur Lösungssprache. Heidelberg

Deck, R./Zimmermann, M./Raspe, H. (1998): Rehabilitationsbezogene Erwartungen und Motivationen bei Patienten mit unspezifischen Rückenschmerzen. In: Rehabilitation, 37 (68-77), S. 68-77

DiClemente, C. C. (1986): Self-efficacy and the addictive behaviors. In: Journal of Social & Clinical Psychology, 4 (3), S. 302-315

DiClemente, C. C./Prochaska, J. O. (1998): Toward a Comprehensive, Transtheoretical Model of Change. In: Miller, W. R./Heather, N. (Hrsg.): Treating Addictive Behaviors. New York, S. 3-24

Literatur

Diedrichsen, I. (2003): Ernährung und Gewichtskontrolle. In: Jerusalem, M./Weber, H. (Hrsg.): Psychologische Gesundheitsförderung. Diagnostik und Prävention. Göttingen, S. 233-246

Dietze, K. (2001): Employee Assistance Programs (EAPs) – Mitarbeiterberatung bei persönlichen Problemen. In: Brosch, R./Mader, R. (Hrsg.): Alkohol am Arbeitsplatz. Wien, S. 163-169

Ditte, D./Schulz, W./Schmid-Ott, G. (2006): Einstellung gegenüber der Psychotherapie in der russischen Bevölkerung und in der Bevölkerung mit einem russischen/sowjetischen kulturellen Hintergrund in Deutschland. In: Der Nervenarzt, 77, S. 64-72

Dlugosch, G. E./Krieger, W. (1995): Fragebogen zur Erfassung des Gesundheitsverhaltens. Frankfurt

Domsch, H./Lohaus, A. (2009): Gesundheitsberatung. In: Warschburger, P. (Hrsg.): Beratungspsychologie. Berlin, S. 153-170

Donabedian, A. (1966): Evaluating the quality of medical care. In: Milbank Memorial Fund Quarterly, 44, S. 166-203

Dumbs, F. (2002): Humor in der Psychotherapie. Eine explorative Studie zum Auftreten und zur Wirkung einer internationalen Humorverwendung in der Verhaltenstherapie. Lengerich

Dunn, C./Deroo, L./Rivara, F. P. (2001): The use of brief interventions adapted from motivational interviewing across behavioral domains: a systematic review. In: Addiction, 96, S. 1725-1742

Dür, W. (2008): Gesundheitsförderung in der Schule. Bern

Ehlers, A./Clark, D. M. (2000): A cognitive model of posttraumatic stress disorder. In: Behavior Research and Therapy, 38, S. 319-345

Elhardt, S. (2010): Tiefenpsychologie. Eine Einführung. Stuttgart

Elle, M./Elkeles, T./Scharnhorst, J. (2010): Resilienz und Gesundheit. In: Prävention, 33 (1), S. 6-10

Ellis, A. (1973): Humanistic psychotherapy – the rational emotive, behaviour therapy (REBT) workbook. New York

Engel, F./Sickendiek, U. (2005): Beratung – ein eigenständiges Handlungsfeld mit neuen Herausforderungen. In: Pflege & Gesellschaft, 10 (4), S. 163-171

Engel, G. L. (1977): The need for a new medical model: A challenge for biomedicine. In: Science, 196, S. 129-136

Erll, A./Gymnich, M. (2007): Interkulturelle Kompetenzen – Erfolgreich kommunizieren zwischen den Kulturen. Stuttgart

Ermann, M./Waldvogel, B. (2008): Psychodynamische Psychotherapie – Grundlagen und klinische Anwendung. Heidelberg

Evers, K. E./Prochaska, J. O./Johnson, J. L./.Mauriello, L., M./Padula, J. A./Prochaska, J. M. (2006): A Randomized Clinical Trial of a Population- and Transtheoretical Model-Based Stress-Management Intervention. In: Health Psychology, 25 (4), S. 521-529

Eysenck, H. J. (1952a): The effects of psychotherapy: An evaluation. In: Journal of Consulting Psychology, 16, S. 319-324

Eysenck, H. J. (1952b): The scientific study of personality. Oxford

Fahrenberg, J./Hampel, R./Selg, H. (2010): Das Freiburger Persönlichkeitsinventar (FPI-R). Göttingen

Faller, G./Faber, U. (2010): Hat BGF eine rechtliche Grundlage? Gesetzliche Anknüpfungspunkte für die Betriebliche Gesundheitsförderung. In: Faller, G. (Hrsg.): Lehrbuch Betriebliche Gesundheitsförderung. Bern, S. 34-47

Faller, H. (2001): Krankheitsbewältigung und Überlebenszeit bei Krebskranken – Literaturübersicht und Ergebnisse einer Untersuchung mit Lungenkrebspatienten. In: Psychotherapeut, 46, S. 20-35

Faller, H./Reusch, A./Vogel, H./Ehlebracht-König, I./Petermann, F. (2005): Patientenschulung. In: Rehabilitation, 44, S. e21-e31

Faltermaier, T. (2005): Gesundheitspsychologie. Stuttgart

Literatur

Faltermaier, T. (2007): Gesundheitsberatung. In: Nestmann, F./Engel, F., et al. (Hrsg.): Das Handbuch der Beratung. Band 2: Ansätze, Methoden und Felder. Tübingen, S. 1063-1081
Farelly, F./Brandsma, J. M. (2008): Provokative Therapie. Heidelberg
Fatzer, G. (2003): Supervision und Beratung. Ein Handbuch. Köln
Feste, C./Anderson, R. M. (1995): Empowerment: From philosophy to practice. In: Patient Education and Counseling, 26, S. 139-144
Feuerlein, W./Küfner, H./Ringer, C./Antons, K. (1979): Münchner Alkoholismustest. Manual. Weinheim
Findorff, M. J./Stock, H. H./Gross, C. R./Wyman, J. F. (2007): Does the Transtheoretical Model (TTM) Explain Exercise Behavior in a Community-Based Sample of Older Women? In: Journal of Aging and Health, 19 (6), S. 985-1003
Finke, J. (2009): Gesprächspsychotherapie. Grundlagen und spezifische Anwendungen. Stuttgart
Finkelmeier, B. (1993): Gesundheitsfoerderung und Praevention im Betrieb. Ein notwendiger Paradigmenwechsel in der Betrieblichen Suchtkrankenhilfe. In: Prävention, 16 (2), S. 47-51
Fisseni, H. J. (2004): Lehrbuch der psychologischen Diagnostik. Göttingen
Fittkau, B. (2003): Die tiefenpsychologische Beratungstradition. In: Krause, C./Fittkau, B., et al. (Hrsg.): Pädagogische Beratung. Grundlagen und Praxisanwendung. Paderborn, S. 94-103
Fitzgerald, A./Zwick, G. (2001): Patientenorientierte Gesprächsführung im Pflegeprozess. Wien
Flick, U./von Kardoff, E./Keupp, H./von Rosenstiel, L./Wolff, S. (1995): Handbuch qualitative Sozialforschung. München
Fok, S. K./Chair, S. Y./Lopez, V. (2005): Sense of coherence, coping and quality of life following a critical illness. In: Journal of Advanced Nursing, 49 (2), S. 173-181
Forstmeier, S./Maercker, A. (2008): Probleme des Alterns. Göttingen
Frenzel, P./Keil, W./Schmid, P. F./Stölzl, N. (2001): Klienten-/Personenzentrierte Psychotherapie. Kontexte, Konzepte, Konkretisierungen. Wien
Freund, A. M./Baltes, P. B. (1998): Selection, optimization, and compensation as strategies of life management: Correlations with subjective indicators of successful aging. In: Psychology and Aging, 13 (4), S. 531-543
Fricke, S./Rufer, M./Hand, I. (2006): Verhaltenstherapie bei Zwangsstörungen: Fallbasierte Therapiekonzepte. München
Friedman, M./Rosenman, R. H. (1974): Type A behavior and your heart. New York
Fröhlich-Gildhoff, K./Dörner, T./Rönnau, M. (2007): Prävention und Resilienzförderung in Kindertageseinrichtungen – PRiK. München
Fuchs, R. (1999): Psychologie als Handlungswissenschaft. Handlungsstruktur, Handlungskompetenz und Persönlichkeitsentwicklung. Göttingen
Fuchs, T./Sidiropoulou, E./Vennen, D./Fisseni, H. J. (2003): Bonner Fragebogen für Therapie und Beratung (BFTB). Göttingen
Fückinger, C./Wüsten, G. (2008): Ressourcenaktivierung. Ein Manual für die Praxis. Bern
Gaitanides, S. (2007): Interkulturelle Kompetenzen in der Beratung. In: Nestmann, F./Engel, F., et al. (Hrsg.): Das Handbuch der Beratung. Tübingen, S. 313-325
Gavalotti, C./Cabral, R. J./Lansky, A./Grimley, D. M./Riley, G. E./Prochaska, J. O. (1995): Validation of Measures of Condom and Other Contraceptive Use Among Woman at High Risk for HIV Infection and Unintender Pregnancy. In: Health Psychology, 14 (6), S. 570-578
Gerth, U./Menne, K./Roth, X. (1999): Qualitätsprodukt Erziehungsberatung. Reihe Materialien für Qualitätssicherung in der Kinder -und Jugendhilfe. Berlin
Gollwitzer, M./Jäger, R. S. (2009): Evaluation. Weinheim/Basel
Goss, S./Mearns, D. (1997): Applied pluralism in the evaluation of employee counselling. In: British Journal of Guidance & Counselling, 25 (3), S. 327-344
Grawe, K. (2000): Psychologische Therapie. Göttingen

Literatur

Grawe, K./Braun, U. (1994): Qualitätskontrolle in der Psychotherapiepraxis. In: Zeitschrift für Klinische Psychologie, 23 (4), S. 242-267
Grawe, K./Donati, R./Bernauer, F. (1994): Psychotherapie im Wandel. Von der Konfession zur Profession. Göttingen
Greif, S. (2008): Coaching und ergebnisorientierte Selbstreflexion: Theorie, Forschung und Praxis des Einzel- und Gruppencoachings. Göttingen
Grewe, N. (2000): Beratung in der Schule. Ein Beitrag zur Gesundheitsförderung. In: Paulus, P./ Brückner, G. (Hrsg.): Wege zu einer gesünderen Schule. Tübingen, S. 79-86
Groddeck, N. (2002): Carl Rogers – Wegbereiter der modernen Psychotherapie. Darmstadt
Hampson, S. E./Andrews, J. A./Barckley, M. (2007): Predictors of the development of elementary-school children's intentions to smoke cigarettes: Hostility, prototypes, and subjective norms. In: Nicotine & Tobacco Research, 9 (7), S. 751-760
Hand, I. (2008): Strategisch-systemische Aspekte der Verhaltenstherapie. Wien
Hargens, J. (2006): Aller Anfang ist ein Anfang. Gestaltungsmöglichkeiten hilfreicher systemischer Gespräche. Göttingen
Hargens, J./Grau, U. (2002): Systemisch-konstruktivistische Supervision. In: Wilker, F.-W. (Hrsg.): Supervision und Coaching. Aus der Praxis für die Praxis. Bonn, S. 27-40
Harms, H. (1995): Sexuelle Diskriminierung und Gewalt gegen Frauen an der Hochschule. In: Sonntag, U./Häring-Lehn, J., et al. (Hrsg.): Übergriffe und Machtmissbrauch in psychosozialen Arbeitsfelder: Phänomene, Strukturen, Hintergründe. Tübingen, S. 110-130
Harrell, Z. A. T./Slane, J., D./Klump, K. L. (2009): Predictors of alcohol problems in college women: The role of depressive symptoms, disordered eating, and family history of alcoholism. In: Addictive Behaviors, 34 (3), S. 252-257
Härtel, U. (2002): Krankheiten des Herz-Kreislauf-Systems bei Männern und Frauen. In: Hurrelmann, K./Kolip, P. (Hrsg.): Geschlecht, Gesundheit und Krankheit. Bern, S. 273-290
Hasler, G./Klaghofer, R./Buddeberg, C. (2003): Der Fragebogen zur Erfassung der Veraenderungsbereitschaft (FEVER). Testung der deutschen Version der University of Rhode Island Change Assessment Scale (URICA). In: Psychotherapie, Psychosomatik, Medizinische Psychologie, 53, S. 406-411
Hegemann, T. (2001): Transkulturelle Kommunikation und Beratung. In: Hegemann, T./Salma, R. (Hrsg.): Transkulturelle Psychiatrie – Konzepte für die Arbeit mit Menschen aus anderen Kulturen. Bonn, S. 116-129
Heidenreich, T./Junghanns-Royack, K./Fydrich, T. (2009): Diagnostik in der Verhaltentherapie. In: Psychotherapeut, 54, S. 145-159
Heiner, M. (2007): Evaluation in der Beratung. In: Nestmann, F./Sickendiek, U., et al. (Hrsg.): Das Handbuch der Beratung. Band 2: Ansätze, Methoden und Felder. Tübingen, S. 825-836
Heitzmann, B./Kieschke, U./Schaarschmidt, U. (2007): Bedingungen der Lehrerarbeit. In: Schaarschmidt, U./Kieschke, U. (Hrsg.): Gerüstet für den Schulalltag – Psychologische Unterstützungsmöglichkeiten für Lehrerinnen und Lehrer. Weinheim, S. 63-92
Henke, N. (2002): Gesundheitsförderung im Setting "Betrieb". In: Prävention, 25 (3), S. 85-88
Hille, K. (2003): Beratung bei sexueller Gewalt an Frauen und Kindern. In: Krause, C./Fittkau, B., et al. (Hrsg.): Pädagogische Beratung. Paderborn, S. 205-222
Hinze, L./Samland, A. (2004): Gesundheitsbildung – reine Frauensache? – Geschlechtsspezifische Analyse der Inanspruchnahme von Präventions- und Gesundheitsförderungskursen. In: Altgeld, T. (Hrsg.): Männergesundheit – Neue Herausforderungen für Gesundheitsförderung und Prävention. Weinheim, S. 171-181
Hoffmann, N. (2008): Psychotherapie. Verhaltenstherapie und Therapietechniken. In: Linden, M./ Hautzinger, M. (Hrsg.): Verhaltenstherapiemanual. Heidelberg, S. 3-6

Literatur

Honermann, H./Müssen, P./Brinkmann, A./Schiepek, G. (1999): Ratinginventar Lösungsorientierter Interventionen (RLI). Ein bildgebendes Verfahren zur Darstellung ressourcen- und lösungsorientierten Therapeutenverhaltens. Göttingen

Hörbst, V. (2002): Kulturgebundene Syndrome – ein hilfreiches Konzept für fremdkulturelle Krankheitsauffassungen. In: Hegemann, T./Lenk-Neumann, B. (Hrsg.): Interkulturelle Beratung – Grundlagen, Anwendungsbereiche und Kontexte in der psychosozialen und gesundheitlichen Versorgung. Berlin, S. 45-54

Hörbst, V./Lenk-Neumann, B. (2002): Gesundheit, Krankheit und Behandlung im Spannungsfeld der Kulturen. In: Hegemann, T./Lenk-Neumann, B. (Hrsg.): Interkulturelle Beratung. Berlin, S. 23-34

Hornung, R. (2007): Prävention und Gesundheitförderung bei Migranten. In: Hurrelmann, K./ Klotz, T., et al. (Hrsg.): Lehrbuch Prävention und Gesundheitsförderung. Bern, S. 331-339

Hurrelmann, K. (1996): Männergesundheit – Frauengesundheit. Warum fällt die Lebenserwartung von Männern immer stärker hinter die der Frauen zurück? In: Haase, A./Joesting, N., et al. (Hrsg.): Auf und nieder. Aspekte männlicher Sexualität und Gesundheit. Tübingen, S. 165-178

Huse, E./Schleider, K. (2010): Professionsprofil und Employability von GesundheitspädagogInnen in Institutionen der Gesundheitsförderung und Rehabilitation – eine explorative empirische Studie. In: Prävention, 33 (3), S. 78-82

Jäger, R. S./Petermann, F. (1999): Psychologische Diagnostik. Weinheim

Joder, K. (2007): Betriebliche Gesundheitsförderung praktisch umsetzen. Saarbrücken

Jork, K. (2003): Das Modell der Salutogenese von Aaron Antonovsky. In: Jork, K./Peseschkian, N. (Hrsg.): Salutogenese und Positive Psychotherapie: Gesund werden – gesund bleiben. Bern, S. 17-25

Kaeser, U./Wasch, J. (2009): Burnout bei Lehrerinnen und Lehrern. Eine Bedingungsanalyse im Schulformvergleich. Berlin

Kamps, W. (2000): Emotionale Bildung durch Themenzentrierte Interaktion. In: Paulus, P./Brückner, G. (Hrsg.): Wege zu einer gesünderen Schule: Handlungsebenen-Handlungsfelder-Bewertungen. Tübingen, S. 87-102

Kanfer, F. H./Phillips, J. S. (1970): Learning Foundations of Behavior Therapy. New York

Kanfer, F. H./Reinecker, H./Schmelzer, D. (2006): Selbstmanagementtherapie. Heidelberg

Karl, F. (2007): Beratung für alte Menschen. In: Nestmann, F./Engel, F., et al. (Hrsg.): Das Handbuch der Beratung. Band 1: Disziplinen und Zugänge. Tübingen, S. 281-291

Karstedt, S. (1975): Soziale Randgruppen und soziologische Theorie. In: Brusten, M./Hohmeier, J. (Hrsg.): Stigmatisierung 1: Zur Produktion gesellschaftlicher Randgruppen. Neuwied, Darmstadt, S. 169-196

Keller, A./Baune, B. T. (2005): Impact of social factors on health status and help seeking behavior among migrants and Germans. In: J Public Health, 13, S. 22-29

Keller, S. (1999): Motivation zur Verhaltensänderung: das transtheoretische Modell in Forschung und Praxis. Freiburg

Keller, S./Kaluza, G./Basler, H.-D. (2001): Motivation zur Verhaltensänderung: Prozessorientierte Patientenedukation nach dem Transtheoretischen Modell der Verhaltensänderung. In: psychomed, 13 (2), S. 101-111

Keller, S./Velicer, W. F./Prochaska, J. O. (1999): Das Transtheoretische Modell – Eine Übersicht. In: Keller, S. (Hrsg.): Motivation zur Verhaltensänderung: das transtheoretische Modell in Forschung und Praxis. Freiburg, S. 17-44

Kinzinger, W. (1994): Möglichkeiten und Grenzen der Teamsupervision. In: GwG-Zeitschrift, 25, S. 10-15

Kirk, A. K./Brown, D. F. (2003): Employee Assistance Programs: A Review of the Management of Stress and Wellbeing Through Workplace Counselling and Consulting. In: Australian Psychologist, 38 (2), S. 138-143

Literatur

Klann, N./Hahlweg, K./Heinrichs, N. (2003): Diagnostische Verfahren für die Beratung. Göttingen
Klein, R./Kannicht, A. (2009): Einführung in die Praxis der systemischen Therapie und Beratung. Heidelberg
Klemenz, B. (2003): Zur Entwicklung und Staerkung von Selbstwirksamkeitsueberzeugungen in ressourcenorientierten Kinder- und Jugendlichentherapien. In: Verhaltenstherapie und psychosoziale Praxis, 35 (3), S. 581-589
Knoll, N./Scholz, U./Rieckmann, N. (2005): Einführung in die Gesundheitspsychologie. München
Koehl, A. (1995): Entsolidarisierung: Das Verhältnis der Westdeutschen zu Minderheiten und Randgruppen. In: Brähler, E./Wirth, H.-J. (Hrsg.): Entsolidarisierung. Die Westdeutschen am Vorabend der Wende und danach. Opladen, S. 70-87
Köhlmeier, J./Amann, G. (2006): Helfen Resilienzvariablen bei der Bewältigung von Gewalterfahrung? Die Rolle von Kohärenzgefühl und Selbstkonzept bei misshandelten Frauen. In: Verhaltenstherapie und Verhaltensmedizin, 27 (2), S. 143-156
Krapp, A./Weidenmann, B. (2006) (Hrsg.): Pädagogische Psychologie. Weinheim
Krejci, E. (1993): Psychoanalytische orientierte Beratung. Erfahrungen und Überlegungen. In: Wege zum Mensch, 45, S. 85-93
Kriz, J. (1999): Systemtheorie für Psychotherapeuten, Psychologen und Mediziner. Eine Einführung. Wien und Stuttgart
Kriz, J. (2007): Grundkonzepte der Psychotherapie. Weinheim
Kruse, A. (2007): Prävention und Gesundheitsförderung im Alter. In: Hurrelmann, K./Klotz, T., et al. (Hrsg.): Lehrbuch Prävention und Gesundheitsförderung. Bern, S. 81-91
Kulzer, B./Krichbaum, M./Kruse, J./Haak, T./Hermanns, N. (2010): Patientenschulung bei Diabetes: Von der Complianceförderung zum Selbstmanagement. In: Ärztliche Psychotherapie und Psychosomatische Medizin, 5 (2), S. 89-94
Langfeldt-Nagel, M. (2004): Gesprächführung in der Altenpflege. München
Langosch, W. (1989): Psychosomatik der koronaren Herzkrankheiten. Weinheim
Lazarus, A. (2008): Multimodale Therapieplanung (BASIC-ID). In: Linden, M./Hauzinger, M. (Hrsg.): Verhaltenstherapiemanual. Berlin, S. 44-48
Lenhardt, U./Rosenbrock, R. (2007): Prävention und Gesundheitsförderung in Betrieben und Behörden. In: Hurrelmann, K./Klotz, T., et al. (Hrsg.): Lehrbuch Prävention und Gesundheitsförderung. Bern, S. 295-305
Lenz, K./Rudolph, M./Sickendiek, U. (1999): Alter und Altern aus sozialgerontologischer Sicht. In: Lenz, K./Rudolph, M., et al. (Hrsg.): Die alternde Gesellschaft. Weinheim, S. 7-96
Leppert, K./Gunzelmann, T./Schumacher, J./Strauss, B./Brähler, E. (2005): Resilienz als protektives Persönlichkeitsmerkmal im Alter. In: Psychotherapie, Psychosomatik, Medizinische Psychologie, 55 (8), S. 365-369
Leppin, A. (2007): Konzepte und Strategien der Krankheitsprävention. In: Hurrelmann, K./Klotz, T., et al. (Hrsg.): Lehrbuch Prävention und Gesundheitsförderung. Bern, S. 31-40
Levesque, D. A./Prochaska, J. M./Prochaska, J. O. (1999): Stages of Change and Integrated Service Delivery. In: Counseling Psychology Journal: Practice and Research, 51 (4), S. 226-241
Levesque, D. A./Prochaska, J. M./Prochaska, J. O./Dewart, S. R./Hamby, L. S./Weeks, W. B. (2001): Organizational Stages and Processes of Change for Continuous Quality Improvement in Health Care. In: Consulting Psychology Journal: Practice and Research, 53 (3), S. 139-153
Lewinsohn, P. M. (1974): A behavioral approach to depression. In: Friedman, R. J./Katzn, M. M. (Hrsg.): The psychology of depression. New York, S. 157-185
Lewis, J. M./Johansen, K. H. (1982): Resistances to Psychotherapy with the elderly. In: American Journal of Psychotherapy, 36 (4), S. 497-504
Lieb, H. (1996): Selbstorganisation und Selbstmanagement aus verhaltenstherapeutischer Sicht. In: Reinecker, H./Schmelzer, D. (Hrsg.): Verhaltenstherapie, Selbstregulation, Selbstmanagement. Göttingen, S. 83-105

Literatur

Lieb, H. (1998): Selbsterfahrung für Psychotherapeuten: Konzepte, Praxis, Forschung. Göttingen
Lieb, H. (2005): Verhaltenstherapie Supervision – Ein Modell in Haupt- und Untergruppen. In: Verhaltenstherapie und psychosoziale Praxis, 37, S. 483-496
Lippke, S./Renneberg, B. (2006): Theorien und Modelle des Gesundheitsverhaltens. In: Renneberg, B./Hammelstein, P. (Hrsg.): Gesundheitspsychologie. Heidelberg, S. 35-60
Lorenz, R. (2004): Salutogenese: Grundwissen für Psychologen, Mediziner, Gesundheits- und Pflegewissenschaftler. München
Ludewig, K. (1997): Systemische Therapie. Stuttgart
Luhmann, N. (1987): Soziale Systeme. Grundriss einer allgemeinen Theorie. Darmstadt
Luhmann, N. (2009): Soziologische Aufklärung 5: Konstruktivistische Perspektiven. Wiesbaden
Lüssi, P. (2008): Systemische Sozialarbeit: Praktisches Lehrbuch der Sozialberatung. Bern
Luyckx, K./Vanhalst, J./Seiffge-Krenke, I./Weets, I. (2010): A typology of coping with Type 1 diabetes in emerging adulthood: associations with demographic, psychological, and clinical parameters. In: Journal of Behavioral Medicine, 33, S. 228-238
Maercker, A./Michael, T. (2009): Posttraumatische Belastungsstörungen. In: Margraf, J./Schneider, S. (Hrsg.): Lehrbuch der Verhaltenstherapie. Heidelberg, S. 105-124
Margraf, J. (2003): Grundprinzipien und historische Entwicklung. In: Margraf, J. (Hrsg.): Lehrbuch der Verhaltenstherapie. Band 1: Grundlagen, Diagnostik, Verfahren. Berlin, S. 1-30
Mattejat, F. (1993): Subjektive Familienstrukturen. Göttingen
McCaffery, J. M./Papandonatos, G. D./Stanton, C./Lloyd-Richardson, E. E. (2008): Depressive Symptoms and Cigarette Smoking in Twins From the National Longitudinal Study of Adolescent Health. In: Health Psychology, 27 (3), S. S207-S215
McConnaughy, E. A./DiClemente, C. C./Prochaska, J. O./Velicer, W. F. (1989): Stages of change in psychotherapy: A follow-up report. In: Psychotherapy, 26, S. 494-503
McConnaughy, E. A./Prochaska, J. O./Velicer, W. F. (1983): Stages of Change in Psychotherapy: Measurement and Sample Profiles. In: Psychotherapy: Theory, Research and Practice, 20 (3), S. 368-375
Meichenbaum, D. (1975): Self-instructional methods. In: Kanfer, F. H./Goldstein, A. P. (Hrsg.): Helping people change: A Textbook of methods. New York, S. 357-391
Mengistu, D. (2002): Public Health für Migranten. In: Hegemann, T./Lenk-Neumann, B. (Hrsg.): Interkulturelle Beratung. Berlin, S. 89-97
Merbach, M./Wittig, U./Brähler, E./Berth, H. (2007): Migration und Gesundheit – Psychosoziale Dimensionen eines Public Health-Handlungsfeldes. In: Lengerke, T. v. (Hrsg.): Public Health-Psychologie – Induviduum und Bevölkerung zwischen Verhältnissen und Verhalten. Weinheim, S. 195-206
Meyer, I. H. (2003): Prejudice, social stress, and mental health in lesbian, gay, and bisexual populations: Conceptual issues and research evidence. In: Psychological Bulletin, 129, S. 674-697
Michalak, U./Vielhaber, N. (1996): Ansatzpunkte und Strategie zur Förderung von Veränderungsmotivation. In: Reinecker, H./Schmelzer, D. (Hrsg.): Verhaltenstherapie, Selbstregulation, Selbstmanagment. Göttingen, S. 145-164
Miller, G./Galanter, E./Pribram, K. H. (1960): Plans and Structure of Behavior. New York
Miller, G./Galanter, E./Pribram, K. H. (1991): Strategien des Handelns. Pläne und Strukturen des Verhaltens. Stuttgart
Miller, W. R./Rollnick, S. (1999) (Hrsg.): Motivierende Gesprächsführung: ein Konzept zur Beratung von Menschen mit Suchtproblemen. Freiburg
Milowitz, W. (2009): Teufelskreis und Lebensweg: systemisch Denken im sozialen Feld. Göttingen
Mowrer, O. H. (1947): On the dual nature of learning. A reinterpretation of conditioning and problem solving. In: Harvard educational review, 17, S. 102-148

Literatur

Mücke, K. (2009): Probleme sind Lösungen. Systemische Beratung und Psychotherapie – ein pragmatischer Ansatz. Potsdam
Müller, R. (2003): Diagnostischer Rechtschreibstest für 2. Klassen (DRT-2). Göttingen
Murray, H. A. (1991): Thematic Apperception Test TAT. Cambridge
Myrtek, M. (2001): Meta-analyses of prospective studies on coronary heart disease, type A personality, and hostility. In: International Journal of Cardiology, 79, S. 245-251
Nestmann, F. (2007): Ressourcenorientierte Beratung. In: Nestmann, F./Engel, F., et al. (Hrsg.): Das Handbuch der Beratung. Tübingen, S. 725-736
Nestmann, F./Sickendiek, U./Engel, F. (2007a): Das Handbuch der Beratung. Band 1: Disziplinen und Zugänge. Tübingen
Nestmann, F./Sickendiek, U./Engel, F. (2007b): Das Handbuch der Beratung. Band 2: Ansätze, Methoden und Felder. Tübingen
Neubauer, G./Winter, R. (2006): Jungen und Männer in Balance – Männliche Zugänge zu Entspannung und Stressbewältigung. In: Kolip, P./Altgeld, T. (Hrsg.): Geschlechtergerechte Gesundheitsförderung und Prävention – Theoretische Grundlagen und Modelle guter Praxis. Weinheim, S. 181-192
Nicolaus, J./Ritterbach, U./Schleider, K./Spörhase, U./Wohlfarth, R. (2009): "...schon eine Klasse für sich!?..." – Positionsbestimmung und erste Erfahrungen zum neuen Bachelor-Studiengang Gesundheitspädagogik. In: Nicolaus, J./Ritterbach, U., et al. (Hrsg.): Leben nach Herzenslust? Freiburg, S. 35-49
Nußbeck, S. (2010): Einführung in die Beratungspsychologie. München
Oerter, R./Montada, L. (2008): Entwicklungspsychologie. Weinheim
Pallasch, W. (1997): Supervision. Neue Formen beruflicher Praxisbegleitung in pädagogischen Arbeitsfeldern. München
Pallasch, W./Mutzeck, W./Reimers, H. (2002) (Hrsg.): Beratung – Training – Supervision: eine Bestandsaufnahme über Konzepte zum Erwerb von Handlungskompetenz in pädagogischen Arbeitsfeldern. München
Papp, P. (1989): Die Veränderung des Familiensystems. Stuttgart
Paulus, P. (1999): Die Gesundheitsfördernde Schule als pädagogischer Schulentwicklungsansatz. In: Roehrle, B./Sommer, G. (Hrsg.): Prävention und Gesundheitsförderung. Tübingen, S. 117-134
Peseschkian, N./Kick, H. A./Röthke, H. (2003): Theorie der Positiven Psychotherapie und Familientherapie. In: Jork, K./Peseschkian, N. (Hrsg.): Salutogenese und Positive Psychotherapie: Gesund werden – gesund bleiben. Bern, S. 87-103
Petermann, F. (1995): Pädagogische Supervision. Salzburg
Petermann, F./Walter, H.-J./Köhl, C./Biberger, A. (1993): Asthma-Verhaltenstraining mit Kindern und Jugendlichen (AVT). München
Petermann, F./Winkel, S. (2005): Gesundheitspsychologie des Kindes- und Jugendalters. In: Schwarzer, R. (Hrsg.): Gesundheitspsychologie. Göttingen, S.
Prochaska, J. O. (2001): Wie Menschen es schaffen, sich zu verändern, und wie wir noch mehr Menschen dabei unterstützen können. In: Hubble, M. A./Duncan, B. L., et al. (Hrsg.): So wirkt Psychotherapie – Empirische Ergebnisse und praktische Folgerungen. Dortmund, S. 253-286
Prochaska, J. O./DiClemente, C. C. (1982): Transtheoretical therapy: Toward a more integrative model of change. In: Psychotherapy: Theory, Research and Practice, 19 (3), S. 276-288
Prochaska, J. O./DiClemente, C. C. (1983): Stages and processes of self-change of smoking: Toward an integrative model of change. In: Journal of Consulting and Clinical Psychology, 51 (3), S. 390-395
Prochaska, J. O./Norcross, J. C. (2001): Stages of Change. In: Psychotherapy, 38 (4), S. 443-448
Pühl, H. (1990): Handbuch der Supervision 1. Berlin

Literatur

Pühl, H. (1999): Handbuch Supervision 2: Beratung und Reflexion in Ausbildung, Beruf und Organisation. Berlin
Pühl, H. (2000): Handbuch der Supervision 2: Beratung und Reflexion in Ausbildung, Beruf und Organisation. Berlin
Pühl, H. (2009): Handbuch der Supervision 3: Grundlagen, Praxis, Perspektiven. Berlin
Quitman, H. (1996): Humanistische Psychologie. Psychologie, Philosophie. Organisationsentwicklung. Göttingen
Rappe-Giesecke, K. (1994): Theorie und Praxis der Gruppen- und Teamsupervision. Berlin
Rappe-Giesecke, K. (2009): Supervision für Gruppen und Teams. Berlin
Rau, J./Ehlebracht-Koenig, I./Petermann, F. (2007): Die Bedeutung der Änderungsbereitschaft des Transtheoretischen Modells (TTM) für den Verlauf der Bewältigung chronischer Schmerzen. In: Der Schmerz, 21, S. 522-528
Razum, O./Zeeb, H./Meesmann, U./Schenk, L./Bredehorst, M./al., e. (2008): Migration und Gesundheit – Schwerpunktbericht der Gesundheitsberichterstattung des Bundes. Berlin
Rechtien, W. (2004): Beratung. Theorien, Modelle, Methoden. München
Reinecker, H. (1999): Methoden der Verhaltenstherapie. In: Reinecker, H. (Hrsg.): Lehrbuch der Verhaltenstherapie. Tübingen, S. 147-333
Renneberg, B./Hammelstein, P. (2006) (Hrsg.): Gesundheitspsychologie. Heidelberg
Renner, H. (1997): Gesundheitsförderung im salutogenen Kontext – vom Entwurf zur Praxis. In: Prävention, 20 (2), S. 57-59
Rogers, C. R. (1942): Counseling and psychotherapy. Boston
Rogers, C. R. (1959): A theory of therapy, personality and interpersonal relationships as developed in the clientcentered framework. In: Koch, S. (Hrsg.): Psychology: a study of a science. New York, S. 184-256
Rogers, C. R. (1961): On becoming a person. Boston
Rogers, C. R. (1970): On encounter groups. New York
Rogers, C. R. (1983): Therapeut und Klient. Stuttgart
Röhrle, B. (1994): Soziale Netzwerke und soziale Unterstützung. Weinheim
Röhrle, B./Sommer, G. (1998): Zur Effektivität netzwerkorientierter Interventionen. In: Röhrle, B./Sommer, G., et al. (Hrsg.): Netzwerkinterventionen. Tübingen, S. 16- 47
Rorschach, H./Morgenthaler, W. (1992): Rorschach-Psychodiagnostik. Göttingen
Rosen, C. S. (2000): Is the Sequencing of Change Processes by Stage Consistent across Health Problems? A Meta-Analysis. In: Health Psychology, 19 (6), S. 593-604
Roth, B. (2008): Kindliches Übergewicht – psychotherapeutisch behandeln? In: Schweizer Archiv für Neurologie und Psychiatrie, 159 (3), S. 104-111
Rubak, S./Sandboek, A./Lauritzen, T./Christensen, B. (2005): Motivational interviewing: a systematic review and meta-analysis. In: British Journal of General Practice, 55, S. 305-312
Rueveni, U. (1979): Networking families in crisis. New York
Rust, H. (1984): Abschreckung, Ueberzeugung oder Bumerangeffekte?. Einige Unwegbarkeiten bei der Planung von Medienkampagnen. In: Wiener Zeitschrift für Suchtforschung, 7, S. 13-19
Salazar, C. F./Abrams, L. P. (2005): Conceptualizing Identity Development in Members of Marginalized Groups. In: Journal of Professional Counseling: Practice, Theory, & Research, 33 (1), S. 47-59
Salmela, S./Poskiparta, M./Kasili, K./Vähäsarja, K./Vanhala, M. (2009): Transtheoretical model-based dietary interventions in primary care: A review of the evidence in diabetes. In: Health Education Research, 24 (2), S. 237-252
Sarkin, J. A./Johnson, S. S./Prochaska, J. O./Prochaska, J. M. (2001): Applying the Transtheoretical Model to Regular Moderate Exercise in an Overweight Population: Validation of a Stages of Change Measure. In: Preventive Medicine, 33, S. 462-469

Literatur

Satir, V./Stachowiak, J./Taschmann, H. A. (2000): Praxiskurs Familientherapie. Die Entwicklung individuellen Gewahrseins und die Verdrängung von Familien. Paderborn

Schaarschmidt, U./Kieschke, U. (2007): Einführung und Überblick. In: Schaarschmidt, U./Kieschke, U. (Hrsg.): Gerüstet für den Schulalltag – Psychologische Unterstützungsmöglichkeiten für Lehrerinnen und Lehrer. Weinheim, S. 17-43

Schiepek, G./Honermann, H./Müssen, P./Senkbeil, A. (1997): Ratinginventar Lösungsorientiert Interventionen (RLI). Die Entwicklung eines Kodierinstruments für ressourcenorientierte Gesprächsführung in der Psychotherapie. In: Zeitschrift für Klinische Psychologie, 4 (26), S. 269-277

Schleider, K. (1993): Sozialpädagogik und klinische Psychologie. In: Soziale Arbeit, 9-10, S. 338-343

Schleider, K. (1996): Psychologie in der sozialen Arbeit. In: Soziale Arbeit, 12, S. 404-408

Schleider, K. (1997): Psychodiagnostische Methoden und ihre Bedeutung für heil – und sozialpädagogische Handeln. In: Zeitschrift für Heilpädagogik, 48, S. 190-196

Schleider, K. (2000): Verhaltensmodifikation bei Verhaltensstörungen im Jugendalter. Ein Beispiel pädagogischer Evaluationsforschung anhand eines handlungstheoretisch fundierten Praxismodells. Landau

Schleider, K. (2007): Darstellung von Praxisprojekten auf der Grundlage handlungstheoretisch orientierter Praxismodelle. In: Badry, E./Kaspers, U., et al. (Hrsg.): Arbeitshilfen für soziale und Pädagogische Berufe. Neuwied, S. S. 126-131

Schleider, K./Pfarrherr, K./Pötter, C. (2011): Netzwerk professioneller Hilfen für Kinder mit ADHS. Möglichkeiten der Kooperation und Unterstützung für Lehrkräfte an Grundschulen. In: Die Grundschulzeitschrift, 244

Schleider, K./Wolf, G. (2007): Netzwerk Psychosozialer Versorgung. In: Badry, E./Kaspers, U., et al. (Hrsg.): Arbeitshilfen für soziale und pädagogische Berufe. Neuwied, S. 181-191

Schleider, K./Wolf, G. (2008): Lern-, Verhaltens- und Entwicklungsstörungen in Praxisbeispielen. Ein Übungsbuch für die Aus- und Weiterbildung von Pädagoginnen und Pädagogen. Freiburg

Schlippe, v. A./Schweizer, J. (2009): Lehrbuch der systemischen Therapie und Beratung II: Das störungsspezifische Wissen. Göttingen

Schlippe, v. A./Schweizer, J. (2010): Systemische Interventionen. München

Schmelzer, D. (1997): Verhaltenstherapeutische Supervision. Theorie und Praxis. Göttingen

Schmidbauer, W. (1992): Wie Gruppen uns verändern. Selbsterfahrung, Therapie und Supervision. München

Schmidt, M./Vierzigmann, G. (2006): Systemische Ansätze. In: Steinebach, C. (Hrsg.): Handbuch Psychologische Beratung. Stuttgart, S. 218-233

Schmidtke, A./Weinacker, B./Loehr, C. (2002): Epidemiologie von Suizid und Suizidversuch in Deutschland. In: Psycho, 28, S. 578-588

Schnabel, P.-E. (2007): Gesundheitsförderung in Familien und an Schulen. In: Hurrelmann, K./Klotz, T., et al. (Hrsg.): Lehrbuch Prävention und Gesundheitsförderung. Bern, S. 283-293

Schneider, S./Margraf, J. (1998): Agoraphobie und Panikstörung. Göttingen

Schneider-Landolf, M./Spielmann, J./Zitterbarth, W. (2010): Handbuch Themenzentrierte Interaktion (TZI). Göttingen

Schnura, T./Sandrowski, W. (2007): Gesprächspsychotherapie C. Rogers. Video-Commerz

Scholz, U./Schwarzer, R. (2005): Modelle der Gesundheitsverhaltensänderung. In: Schwarzer, R. (Hrsg.): Gesundheitspsychologie. Göttingen, S. 390-405

Schreyögg, A. (2010): Supervision. Ein integratives Modell. Lehrbuch zu Theorie und Praxis. Wiesbaden

Schumacher, J./Klaiberg, A./Brähler, E. (2003): Diagnostische Verfahren zu Lebensqualität und Wohlbefinden. Göttingen

Literatur

Schüz, B./Wurm, S. (2009): Wie wichtig ist Prävention? In: Böhm, K./Tesch-Römer, C., et al. (Hrsg.): Gesundheit und Krankheit im Alter: Beiträge zur Gesundheitsberichterstattung des Bundes. Berlin, S. 160-166

Schwarzer, R. (1992): Self-efficacy in the adoption and maintenance of health behaviors: Theoretical approaches and a new model. In: Schwarzer, R. (Hrsg.): Self-efficacy: Thought control of action. Bristol, PA, S. 217-243

Schwarzer, R. (2004): Psychologie des Gesundheitsverhaltens. Göttingen

Shadish, R. W./Ragsdale, K./Glaser, R. R./Montgomery, L. (1995): The efficacy and effectiveness of marital and family therapy: A perspective of meta-analysis. In: Journal of Marital and Family Therapy, 4, S. 345-360

Sickendiek, U. (2007): Feministische Beratung. In: Nestmann, F./Engel, F., et al. (Hrsg.): Das Handbuch der Beratung. Band 2: Ansätze, Methoden und Felder. Tübingen, S. 765-779

Smrekar, S./Egger, J. W. (2000): Kohärenzerleben und subjektive Krankheitstheorien bei Patienten mit koronarer Herzkrankheit. In: Psychologische Medizin, 11 (4), S. 2-7

Sonntag, U./Häring-Lehn, J./Gerdes, U./Ache, E./Kempa, F./Harms, H./Oltmanns, H./Schubert, H. (1995): Übergriffe und Machtmissbrauch in psychosozialen Arbeitsfelder: Phänomene, Strukturen, Hintergründe. Tübingen

Soyka, M. (2008a): Drogen- und Medikamentenabhängigkeit. In: Möller, H.-J./Laux, G., et al. (Hrsg.): Psychiatrie und Psychotherapie. Heidelberg, S. 187-241

Soyka, M. (2008b): Störungen durch Alkohol. In: Möller, H.-J./Laux, G., et al. (Hrsg.): Psychiatrie und Psychotherapie. Heidelberg, S. 143-186

Stark, W. (2007): Beratung und Empowerment – empowerment-orientierte Beratung? In: Nestmann, F./Engel, F., et al. (Hrsg.): Das Handbuch der Beratung. Tübingen, S. 535-546

Staudinger, U. M./Greve, W. (2001): Resilienz im Alter. In: Deutsches Zentrum für Altersfragen (Hrsg.): Personale, gesundheitliche und Umweltressourcen im Alter. Expertisen zum Dritten Altenbericht der Bundesregierung. Opladen, S. 94-144

Steinebach, C. (2006): Handbuch Psychologische Beratung. Stuttgart

Steingrüber, H.-J. (2010): Hand-Dominanz-Test (H-D-T). Göttingen

Straumann, U. E. (2007): Klientenzentrierte Beratung. In: Nestmann, F./Engel, F., et al. (Hrsg.): Das Handbuch der Beratung. Tübingen, S. 641-654

Straus, F. (2002): Netzwerkanalysen. Gemeindepsychologische Perspektiven für Forschung und Praxis. Wiesbaden

Straus, F. (2007): Netzwerk und Beratung. In: Nestmann, F./Engel, F., et al. (Hrsg.): Das Handbuch der Beratung, Band 1. Tübingen, S. 407-419

Straus, F./Höfer, R. (1998): Die Netzwerkperspektive in der Praxis. In: Röhrle, B./Sommer, G., et al. (Hrsg.): Netzwerkinterventionen. Tübingen, S. 77-95

Strauß, B./Schumacher, J. (2004): Klinische Interviews und Ratingskalen. Göttingen

Sutton, S. (2001): Back to the Drawing Board? A review of Applications of the Transtheoretical Model to Substance Use. In: Addiction, 96 (1), S. 175-186

Tatschmurat, C. (2007): Gender Troubles in der Beratung. In: Nestmann, F./Engel, F., et al. (Hrsg.): Das Handbuch der Beratung. Band 1: Disziplinen und Zugänge. Tübingen, S. 231-243

Tausch, R./Tausch, A. M. (1998): Erziehungspsychologie. Göttingen

Tausch, R./Tausch, A.-M. (1990): Gesprächspsychotherapie. Göttingen

Tewes, U. (1991): HAWIK-R. Hamburg-Wechsler Intelligenztest für Erwachsene. Revision 1991. Bern

Thiersch, H. (1978): Zum Verhältnis von Sozialarbeit und Therapie. In: Neue Praxis, Sonderheft Sozialarbeit und Therapie, S. 6-24

Thiersch, H. (2007): Lebensweltorientierte Soziale Beratung. In: Nestmann, F./Engel, F., et al. (Hrsg.): Das Handbuch der Beratung. Band 2: Ansätze, Methoden und Felder. Tübingen, S. 699-709

Literatur

Thiersch, H. (2009): Lebensweltorientierte Soziale Arbeit: Aufgaben der Praxis im sozialen Wandel. Weinheim
Tietze, K.-O./Schulz von Thun, F. (2003): Kollegiale Beratung. Problemlösungen gemeinsam entwickeln. Miteinander reden: Praxis. Hamburg
Trilling, A. (2004): Wie kommt der Mensch zur Altenberatung? In: Psychotherapie im Alter, 1 (1), S. 35-44
Trösken, A. K./Grawe, K. (2003): Das Berner Ressourceninventar. Instrumente zur Erfassung von Patientenressourcen aus der Selbst- und Fremdbeurteilungsperspektive. In: Schemmel, H./ Schaller, J. (Hrsg.): Ressourcen. Ein Hand- und Lesebuch zur therapeutischen Arbeit. Tübingen, S. 195-223
Vasilaki, E. I./Hosier, S. G./Cox, W. M. (2006): The Efficacy of Motivational Interviewing as a Brief Intervention for Excessive Drinking: A Meta-Analytical Review. In: Alcohol & Alkoholism, 41 (3), S. 328-335
Vogel, H. (2007): Qualitätssicherung in der Beratung. In: Nestmann, F./Sickendiek, U., et al. (Hrsg.): Das Handbuch der Beratung. Band 2: Ansätze, Methoden und Felder. Tübingen, S.
Vogt, I. (2007): Frauen und Beratung. In: Nestmann, F./Engel, F., et al. (Hrsg.): Das Handbuch der Beratung. Band 1: Disziplinen und Zugänge. Tübingen, S. 209-218
Volger, I. (1997): Tiefenpsychologisch orientierte Beratung. In: Wege zum Mensch, 49, S. 213-230
von Aster, M./Neubauer, A./Horn, B. (2006): WIE Wechsler Intelligenztest für Erwachsene. Frankfurt
von Kardoff, E. (1998): Kooperation, Koordination und Vernetzung. Anmerkungen zur Schnittstellenproblematik in der psychosozialen Versorgung. In: Röhrle, B./Sommer, G., et al. (Hrsg.): Netzwerkinterventionen. Tübingen, S. 203-222
von Staabs, G. (1997): Scenotest. Göttingen
Warschburger, P. (2009): Beratungspsychologie. Berlin
Wassmann, R. (2006): Merkmale der Verhaltenstherapie. In: Batra, A./Wassmann, R., et al. (Hrsg.): Verhaltenstherapie. Grundlagen, Methoden, Anwendungsgebiete. Stuttgart, S. 9-13
Weber-Hagedorn, B. (1987): Abschreckung allein bewirkt nichts. In: Suchtreport, 6, S. 14-17
Weinberger, S. (2008): Klientenzentrierte Gesprächsführung: Lern- und Praxisanleitung für Personen in psychosozialen Berufen. Weinheim
Westhoff, G. (1993): Handbuch psychosozialer Meßinstrumente. Göttingen
Whiteman, M. C./Fowkes, F. G. R./Deary, I. J./Lee, A. J. (1997): Hostility, Cigarette Smoking and Alcohol Consumption in the General Population. In: Social Science and Medicine, 44 (8), S. 1089-1096
WHO, World Health Organization (1987): The Ottawa Charter for Health Promotion. Copenhagen
Wilker, F.-W. (2002): Supervision und Coaching. Aus der Praxis für die Praxis. Bonn
Wingchen, J. (2006): Kommunikation und Gesprächsführung für Pflegekräfte. München
Witte, M.-B. (2004): Kohärenzgefühl und Krankheitsverarbeitung bei Patientinnen und Patienten mit chronischer Polyarthritis. Frankfurt/M.
Wohlfarth, R./Ritterbach, U. (2009): Rosige Zeiten für Golden Girls and Boys? – Zur Gesundheitsförderung im Alter. In: Nicolaus, J./Ritterbach, U., et al. (Hrsg.): Leben nach Herzenslust? Freiburg, S. 149-169
Wottawa, H./Thierau, H. (1998): Lehrbuch Evaluation. Bern
Wulfhorst, B. (2002): Theorie der Gesundheitspädagogik. Legitimation, Aufgabe und Funktion von Gesundheitserziehung. Weinheim
Zander, B./Knorr, M. (2003): Systemische Praxis der Erziehungs- und Familienberatung. Göttingen
Zielke, M. (1979): Die Kieler Änderungssensitive Symptomliste (KASSL). Weinheim
Zielke, M. (1986): Indikation zur Gesprächspsychotherapie. Stuttgart

Literatur

Zoeke, B./Roloff, G./Nattkemper, D./Tetzlaff, M. (1981): Beiträge der Handlungsforschung zur Erfassung und Bearbeitung von Klientenproblemen. Weinheim

Kontakte

Dachorganisation für verschiedene Verbände und Organisationen der Beratung:

- Deutsche Gesellschaft für Beratung e.V.
  Melatengürtel 125a
  50825 Köln
  Tel.: 0221/2589202
  E-Mail: info@dachverband-beratung.de
  http://www.dachverband-beratung.de

Kontaktadresse für Ausbildungsmöglichkeiten in „Personzentrierter Beratung":

- Gesellschaft für wissenschaftliche Gesprächspsychotherapie e.V.
  Fachverband für Psychotherapie und Beratung
  Melatengürtel 125 a
  50825 Köln
  Tel.: 0221/925908-0
  http://www.gwg-ev.org

Ausgewählte Kontaktadressen für Seminare und Ausbildungsmöglichkeiten in „Motivational Interviewing":

- Internationales Netzwerk der in „Motivational Interviewing" ausgebildeten Trainer:
  http://www.motivationalinterview.org
  Eine Übersicht über qualifizierte Trainer in Deutschland findet sich unter „MINT Trainers"
- GK Quest Akademie GmbH
  Maaßstr. 28
  69123 Heidelberg
  Tel.: 06221/7392030
  E-Mail: info@gk-quest.de
  http://www.motivational-interviewing.de

Autorinnen

Prof. Dr. Karin Schleider, Dipl.-Psych., Sonderpäd.
Abteilung Beratung, Klinische und Gesundheitspsychologie
Institut für Psychologie, Pädagogische Hochschule Freiburg
Kunzenweg 21
79117 Freiburg
E-Mail: k.schleider@ph-freiburg.de

Dr. Ellena Huse, Dipl.-Psych.
Abteilung Beratung, Klinische und Gesundheitspsychologie
Institut für Psychologie, Pädagogische Hochschule Freiburg
Kunzenweg 21
79117 Freiburg
E-Mail: e.huse@ph-freiburg.de

Dr. Marion Güntert, Dipl.-Päd.
Abteilung Beratung, Klinische und Gesundheitspsychologie
Institut für Psychologie, Pädagogische Hochschule Freiburg
Kunzenweg 21
79117 Freiburg
E-Mail: guentert@ph-freiburg.de

Christa Pötter, Dipl.-Psych.
Abteilung Beratung, Klinische und Gesundheitspsychologie
Institut für Psychologie, Pädagogische Hochschule Freiburg
Kunzenweg 21
79117 Freiburg
E-Mail: christa.poetter@ph-freiburg.de

Lehrbücher Soziale Arbeit

Karl-Heinz Braun / Konstanze Wetzel
Sozialreportage
Einführung in eine Handlungs- und Forschungsmethode der Sozialen Arbeit
2010. 288 S. Br. EUR 22,95
ISBN 978-3-531-16332-1

Karl August Chassé
Unterschichten in Deutschland
Materialien zu einer kritischen Debatte
2010. 210 S. Br. EUR 16,95
ISBN 978-3-531-16183-9

Christina Hölzle / Irma Jansen (Hrsg.)
Ressourcenorientierte Biografiearbeit
Einführung in Theorie und Praxis
2., durchges. Aufl. 2010. 341 S. Br. EUR 19,95
ISBN 978-3-531-16377-2

Fabian Kessl / Melanie Plößer (Hrsg.)
Differenzierung, Normalisierung, Andersheit
Soziale Arbeit als Arbeit mit den Anderen
2010. 267 S. Br. EUR 19,95
ISBN 978-3-531-16371-0

Michael May
Aktuelle Theoriediskurse Sozialer Arbeit
Eine Einführung
3. Aufl. 2010. 321 S. Br. EUR 29,95
ISBN 978-3-531-17071-8

Harald Christa
Grundwissen Sozio-Marketing
Konzeptionelle und strategische Grundlagen für soziale Organisationen
2010. 326 S. Br. EUR 22,95
ISBN 978-3-531-17010-7

Andrea Friedrich
Personalarbeit in Organisationen Sozialer Arbeit
Theorie und Praxis der Professionalisierung
2009. 146 S. Br. EUR 14,95
ISBN 978-3-531-16557-8

Brigitta Michel-Schwartze (Hrsg.)
Methodenbuch Soziale Arbeit
Basiswissen für die Praxis
2., überarb. u. erw. Aufl. 2009. 346 S. Br. EUR 19,90
ISBN 978-3-531-16163-1

Wolfgang Widulle
Handlungsorientiert Lernen im Studium
Arbeitsbuch für sozialpädagogische Berufe
2009. 254 S. Br. EUR 24,90
ISBN 978-3-531-16578-3

Erhältlich im Buchhandel oder beim Verlag.
Änderungen vorbehalten. Stand: Juli 2011.

www.vs-verlag.de

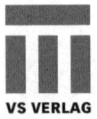
VS VERLAG

Abraham-Lincoln-Straße 46
65189 Wiesbaden
tel +49 (0)6221.345 - 4301
fax +49 (0)6221.345 - 4229